LE VITALISME

EXPLIQUÉ

ou

NOUVELLE DOCTRINE

PHYSIOLOGIQUE ET MÉDICALE.

PREMIER AVIS

AU LECTEUR.

Cette édition de l'ouvrage porte un nouveau titre , et une nouvelle introduction tout entière y est ajoutée. Celle-ci contient sur le principe de la vie des aperçus que l'auteur avait jusqu'à présent jugé à propos de passer sous silence, par crainte de fausses interprétations contre les idées religieuses. Mais aujourd'hui il espère que l'on comprendra facilement que la vérité est plus favorable que contraire à ces idées. Il établit que c'est la lumière elle-même qui est l'agent de tous les phénomènes *physiques* de la nature.

Cette RÉVOLUTION SCIENTIFIQUE, la plus complète et la plus heureuse qu'on ait jamais vue dans les sciences naturelles , et sans laquelle, a dit un médecin , « on sera toujours dans les ténèbres, » est découverte et annoncée depuis 15 ans; mais elle a été comprimée jusqu'ici par les partisans nombreux et puissans de l'immobilité.

Cette nouvelle tentative est un cri de détresse de l'auteur, et un appel qu'il fait aux amis de la lumière et du progrès, contre l'obscurantisme et les systèmes rétrogrades.

IMPRIMERIE DE FELIX LOCQUIN,
rue Notre-Dame-des-Victoires , n° 16.

LE VITALISME

EXPLIQUÉ,

ou

NOUVELLE DOCTRINE

PHYSIOLOGIQUE ET MÉDICALE.

PARFAITEMENT APPLICABLE A TOUS LES FAITS, ET INCOMPARABLEMENT PLUS FAVORABLE A LA PRATIQUE, AINSI QU'A LA THÉORIE DE L'ART DE GUÉRIR, QUE LES VUES ÉTROITES, EXTÉRIEURES, MA-TÉRIELLES ET MÉCANIQUES QUI DOMINENT SI MALHEUREUSEMENT AUJOURD'HUI.

PAR P. ALEXANDRE SURUN,

Docteur en médecine, médecin adjoint à l'hôpital militaire de Nancy

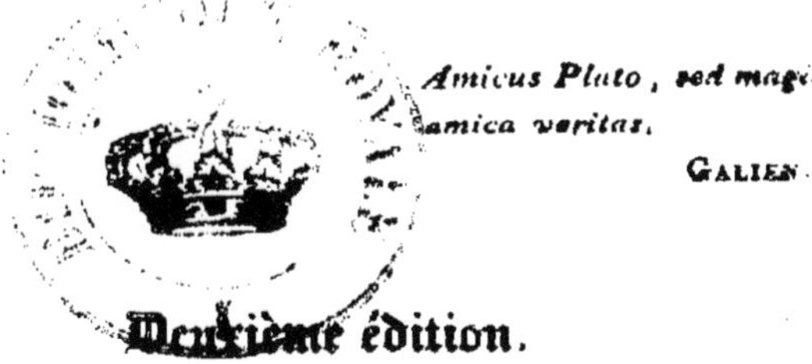

Amicus Plato, sed magis amica veritas.

GALIEN.

Deuxième édition.

PARIS

BÉCHET JEUNE,

LIBRAIRE DE LA FACULTÉ DE MÉDECINE,
PLACE DE L'ÉCOLE DE MÉDECINE, N. 4.

M DCCC XXXIII

DEUXIÈME AVIS

AU LECTEUR.

M. Vidard, libraire de Nancy, devant aller à Paris, m'avait fait espérer qu'il saurait donner un élan favorable à mes œuvres restées en oubli, particulièrement à mes *Nouveaux Elémens de physiologie pathologique.*

Pour faciliter cette démarche, j'ai voulu changer le titre de cet ouvrage, y ajouter une introduction, et le présenter ensuite sous forme d'une deuxième édition. Mais M. Vidard m'a rapporté mon manuscrit, ayant trouvé tous ses confrères de la capitale d'accord à dire que je ne dois prétendre à aucun succès littéraire, tant que je serai confiné en province. Ils pensent que ma présence influerait sur l'esprit des coteries qui, au sein de la grande ville, dispensent à leur gré les réputations d'auteur.

Je sais bien que c'est là encore un des vilains côtés de l'état de choses qui domine, et probablement le plus grand obstacle à mes efforts; mais je crois avoir pour moi le droit et la vérité, et je ne me sens nullement disposé à opposer l'intrigue à l'intrigue : je préfère continuer à me réfugier dans l'avenir, quelque éloigné qu'il puisse être.

Cependant, si je n'habite pas la capitale, ce n'est pas faute d'avoir plusieurs fois tenté d'y fixer mes pénates. Mais aujourd'hui je suis bien décidé à n'y plus rentrer sans être bien assuré de n'en être plus chassé par dame misère. Etant forcément, comme je suis, en contradiction avec tous mes contemporains, que puis-je attendre d'eux ? Il est sans doute bien fâcheux pour tout le monde que la vérité se trouve être si éloignée des idées domi nantes ; mais il l'est encore bien plus pour moi que pour tout autre. Elle aurait bien dû choisir un défenseur plus naturellement guerroyeur, et surtout mieux en position de combattre que je ne le suis.

Quoi qu'il en soit, étant dans l'idée que ce sera là mon dernier effort, je me décide à faire encore l'avance des frais d'impression de mon nouveau travail. Ce sera sans doute d'autre argent perdu, que je regrette surtout à cause de mes enfans ; mais je m'y crois obligé de toutes manières. Je prie ceux de mes parens et amis qui m'ont toujours désapprouvé pour cela, de m'excuser sur mes bonnes intentions. D'ailleurs, c'est surtout à eux que je tiens aujourd'hui à faire connaître toutes les difficultés de ma position, et à expliquer les motifs de la ligne de conduite que j'ai suivie jusqu'ici, ainsi que les causes qui s'opposent invinciblement à mes succès. J'espère qu'ils comprendront que je ne mérite aucun reproche, et surtout que je n'ai pas dû, malgré les obstacles pré vus, me renfermer encore dans le silence qu'ils m'ont si souvent conseillé. Je trouverai un grand dédommage ment à ces nouveaux sacrifices, si la lecture de ce tra vail dissipe toutes les préventions qui ont pu s'élever dans leur esprit contre moi ; si elle les convainc que je suis bien plus à plaindre qu'à blâmer. Toujours aban donné à mes propres forces, je ne pouvais rien espérer ; mais je ne devais pas moins oser entreprendre. Il y a de la gloire même à succomber dans un si noble dessein.

INTRODUCTION.

Je me suis livré dans ces derniers temps à un travail sur le choléra, où je rappelle les bases de la doctrine générale que je professe, et sur laquelle j'ai plusieurs fois cherché à fixer l'attention, notamment dans l'ouvrage dont j'offre aujourd'hui une seconde édition. J'ai adressé ce nouveau mémoire au ministre du commerce et des travaux publics, qui l'a recommandé à l'examen de l'Académie royale de médecine.

Je n'aurais pas pris de mon propre mouvement la liberté de provoquer le jugement de la célèbre compagnie, par la raison que j'ai déjà fait près d'elle plusieurs tentatives inutiles. Ensuite, comme un de ses membres m'écrivit, il y a quelques années, qu'à l'Académie, pas plus que dans le monde médical, le moment n'était pas venu de faire triompher mes idées, j'aurais voulu pouvoir attendre l'heure de ces messieurs : puisse le Temps avoir fait un bon usage de ses ailes au sein de l'Aréopage ! Au fait, le choléra devrait bien avoir un peu accéléré sa marche (1).

______

(1) Par un avis que je viens de recevoir, il n'y a que peu d'instans, j'apprends que l'Académie paraîtrait vouloir persister dans son opinion sur l'opportunité de la révolution scientifique

Mais en attendant le jugement académique, qu'on me permette de publier ici l'opinion d'un médecin que j'avais chargé de porter mon mémoire à la Chambre des

---

que j'ai conçue, que du reste elle considère comme inévitable. Il est heureux au moins de pouvoir espérer que les intérêts de a vérité et de l'humanité cesseront quelque jour d'être sacrifiés.

Toutefois, je répète ici qu'il est bien affligeant que le langage des vrais principes soit si éloigné de celui qui est dans toutes les bouches : je conçois qu'il doit paraître bien étrange, tout simple et naturel qu'il soit pour moi. Aussi je ne m'étonne nullement du peu de complaisance qu'on montre, en général, a l'entendre. La vérité est effectivement si au-dessus des idées dominantes, que, malgré sa temporisation, si l'Académie se décidait à approuver ma doctrine, elle ferait preuve en cela d'une vertu peu commune.

D'ailleurs, je dois dire que les essais que j'avais jusque-là envoyés spécialement à l'Académie, étaient loin de contenir autant de développement que le présent travail. Pour me conformer à l'esprit du temps, je cherchais à me renfermer dans des vues le plus rapprochées possible d'une observation immédiate, et, selon moi, facile à constater : je m'attachais à la question sur laquelle sont depuis long-temps fixés tous les regards.

Ainsi l'ouvrage sur lequel l'Académie a fait un rapport il y a quelques années, était intitulé : « Des inflammations internes, considérées comme fièvres essentielles. » Je ne produisais pas les faits pratiques que j'avance aujourd'hui ; et je ne parlais pas non plus de ma théorie de la lumière. Il est donc possible que ce soit autant ma faute que celle de l'Académie, si elle n'a pas été frappée au point que j'espérais de la vérité et de l'importance de ma théorie pratique.

Députés, dans l'intention de le faire servir d'appui à une pétition que j'adresse à cette branche du pouvoir, pour réclamer la liberté de l'enseignement médical.

Je ne retrancherai rien à sa narration, parce que la démarche que j'ai faite auprès de la Chambre intéresse elle-même tous les médecins. Je ne sache pas qu'il y ait encore rien de changé au régime sous lequel on m'a refusé l'autorisation de faire un cours à Paris : je crois que cette liberté est seulement dans l'intention du gouvernement actuel. Il prouve par ses actes, surtout par le rétablissement d'une célèbre Académie, qu'il est disposé à recevoir de libérales inspirations : espérons qu'elles ne se feront pas long-temps attendre. On pourrait surtout compter sur ce résultat, si les idées qu'on a généralement sur la nature étaient moins rétrécies qu'elles ne sont, si la philosophie médicale en particulier était un peu plus élevée que celle qui règne de nos jours.

Mais devrais-je prononcer ce mot de philosophie ? Un des organes les plus accrédités de l'opinion du jour m'écrit qu'il serait capable de produire sur ses lecteurs l'effet d'une tête de Méduse.

Il n'y a pourtant pas encore si long-temps qu'on l'avait accolé à l'espèce d'état de choses qui domine. Ce n'était pas sans doute qu'on fût moins disposé à croire cet état uniquement fondé sur l'expérience et l'observation ; mais au contraire, c'était par la raison même qu'on portait cette prétention au moins aussi loin qu'on la porte aujourd'hui. Cette disposition d'esprit n'engageait pas alors à penser qu'il y eût incompatibilité entre la philosophie et la grande et noble étude de la vie dans les deux états de santé et de maladie. Apparemment qu'on avait fait moins de progrès dans la voie des vues étroites, locales et matérielles. Il est sûr que ces aperçus sont généralement envisagés d'une manière qui n'a rien moins que le caractère vrai et philosophique.

Extrait d'une Lettre écrite le 3 février 1831 (1).

« J'ai repris avant-hier mes courses bien doucement
» (le narrateur avait été malade), et c'est par le paquet
» intéressant et très-intéressant de M. Surun que j'ai
» commencé. J'avais lu et relu son mémoire (intitulé *le*
» *Principe de la vie et le mécanisme des maladies dévoilés*
» *par le Choléra-Morbus*), et je tenais à insinuer tout
» l'intérêt qu'il m'inspirait au député auquel son auteur
» le recommandait. Aussi ai-je choisi le moment le plus
» favorable pour me rendre chez lui. Je l'ai trouvé au
» lit; et après lui avoir fait lire la lettre de M. Surun,
» ainsi que celle de ce médecin adressée à la Chambre (2),

---

(1) Cette narration est extraite d'une lettre écrite par M. le docteur Gourdon à son frère, pharmacien aide-major à l'hôpital militaire de Nancy. M. Gourdon a fait preuve d'une grande rectitude de jugement, et surtout de beaucoup d'aptitude pour les idées positives de la mécanique. C'est lui qui a fait subir au céphalotrabe de M. Baudelocque des modifications qui paraissent remplir les vœux que l'Académie des sciences avait exprimés dans son rapport sur cet instrument, le 19 octobre 1829. Il est aussi inventeur d'un appareil très-ingénieux pour la transfusion du sang.

(2) Voir cette lettre à la fin de l'introduction.

» je lui ai exposé, autant qu'il m'a été possible de le
» faire, combien l'humanité et la science gagneraient
» dans la propagation d'une doctrine qui, je crois pouvoir
» l'avancer, porte le cachet de la plus pure vérité, et sans
» laquelle, à mon avis, on sera toujours dans les ténèbres.
» Aussi, dès à présent, je me constitue l'un de ses plus
» zélés partisans. Je n'ai, ainsi que je l'ai véhémentement
» exprimé à M. Reigner, qu'un regret, c'est de voir la
» sublimité des idées de M. Surun secondée d'un zèle si
» peu ardent pour la propagation de sa doctrine ; mais je
» suis là, et je ferai tous mes efforts pour suppléer à sa
» modestie (1), en remuant les esprits de ceux qui

---

(1) Je ne mérite ni ce compliment ni ce reproche. Dois-je
être arrêté par un sentiment de modestie en face d'un état
de choses qui m'est apparu, dès le premier abord, comme à
M. Gourdon, si grand, si élevé, et surtout si vrai et si important
pour la science et l'humanité? C'est pourtant une vertu que j'estime beaucoup, quoiqu'elle soit considérée de nos jours comme
la vertu des dupes ; et je suis bien contrarié d'être forcé de la mettre
à l'écart pour la défense de ma cause et pour mes écrits, et de
ne la réserver que pour mes actes privés. Toutefois, il serait
peut-être juste de considérer la hardiesse de mon langage plutôt comme du courage que comme un excès de prétention. D'ailleurs, je crois qu'il n'est pas encore arrivé que ma plume ait
franchi les limites d'une licence rigoureusement permise. Et
c'est tout ce qu'il m'est possible d'exiger d'elle.

M. Gourdon, qui ne me connaît que depuis très-peu de temps,
ignore les efforts que j'ai déjà faits. C'est précisément la crainte
d'être un jour accusé d'inaction dans une chose si grave et si
importante, qui m'a le plus fortement stimulé, et qui m'a empê-

» me tomberont sous la main. M. Reigner m'a paru
»porter un grand intérêt à l'auteur et à son travail.

---

che long-temps de jeter le manche après la coignée, ainsi que
je l'ai presque fait, je l'avoue, pendant quelques instans. Je
crois avoir rempli mon devoir sous ce rapport. Ma conscience
au moins ne me reproche plus rien sur ce point. J'ai bien pu
découvrir, même avec facilité, des lumières nouvelles, mais non
pas le secret de franchir les limites du possible, pour les propa-
ger : et ce n'est pas ma faute, si ces limites sont pour moi beaucoup plus restreintes qu'elles ne le seraient pour tout autre. Je
puis dire aussi que j'ai porté mes efforts bien au-delà de l'é-
tendue de mes moyens et de la mesure naturelle de mes forces,
tant physiques que morales. Je suis persuadé qu'on serait étonné
de ce que j'ai fait, quoique cela ne s'étende pas bien loin, si
l'on pouvait connaître les circonstances au milieu desquelles
j'ai toujours été placé. J'ai consommé le meilleur de ma vie,
douze ans au moins sur les quinze qu'il y a que j'ai aperçu ma
nouvelle doctrine, à travailler à en faire naître de meilleurs ou
à les attendre inutilement les bras croisés et garottés de toute
manière.

En France les facilités ne sont que pour ceux qui se sou-
mettent à la condition, *sine quâ non*, de ne pas s'écarter des
sentiers battus, de se conformer en tout aux habitudes mouton-
nières. Il semblerait que c'est en suivant plusieurs routes, en
variant autant que possible les points de vue, qu'on devrait
augmenter les chances pour arriver à la vérité ; pas du tout :
chez nous c'est une erreur très-grande. Aussi traite-t-on en
vrai Paria celui qui ose se débarrasser des lisières. On n'est
rien, on ne mérite rien que le dédain, parce qu'on n'a pas fait
palpiter des chairs vivantes ou fouillé dans les entrailles de quelques milliers de morts: comme si ces manœuvres avaient souvent

» J'ai cru payer une partie de ma dette à la science
» en l'y poussant par tous mes moyens. Je l'ai engagé à

produit autre chose que l'erreur et l'illusion ; comme s'il n'était
pas facile de voir qu'elles occupent le premier rang parmi les causes qui ont amené la médecine au misérable état où elle est aujourd'hui, qui ont le plus contribué à créer ce chaos de vues
locales et matérielles qui ne fait que s'obscurcir tous les jours davantage ! De quoi peut-on être digne, quand, pour appuyer des
réflexions si dissonantes, si hétérodoxes, on ne s'est pas
même permis quelque téméraire expérience thérapeutique ;
qu'on a seulement cherché à mieux comprendre l'action et la
portée des moyens ordinaires de la médecine, dont l'arsenal n'est
déjà pas mal fourni comme cela, et qu'on a trouvé que c'est
beaucoup moins le manque de moyens qui se fait sentir, que
celui de vues théoriques ou physiologiques propres à faire don
ner une application et surtout une extension convenable à ceux
qu'on possède déjà ? Enfin, on ne peut être qu'un insensé,
quand on s'est tout simplement borné à l'observation des phénomènes de la nature, tels qu'ils se présentent d'eux-mêmes à
nos sens.

Quelle apparence en effet que cette méthode soit préférable
à l'usage du scalpel, du creuset ou de la pile voltaïque ? Est-ce
que la nature n'a pas besoin d'être forcée et mise à la torture,
pour parler ? Ses actes n'ont-ils pas mille fois plus d'expression,
excités par le fer ou le feu, qu'au milieu de leur développe
ment spontané ou volontaire, que dans leur exercice continu
ou intermittent ? Ce n'est que par la violence et de brusques atteintes qu'on pourra déchirer son voile. Il faut bien la mettre
à la raison, cette belle, qui ne veut se laisser voir que dans ses
formes les plus extérieures ; car c'est bien certainement sa faute,
et il faut être bien osé, pour prétendre que c'est la nôtre. Si la

» soumettre cet intéressant ouvrage à quelqu'un de ses
» honorables collègues, susceptible de bien juger et sans
» partialité, l'assurant qu'il rendrait ainsi à l'humanité
» un véritable service. Il m'en a cité plusieurs, entre

---

chose était possible par la simple observation, on n'aurait sans
doute pas attendu jusque-là pour apercevoir ses attraits secrets.
Il faudrait être bien dépourvu de sens pour se persuader qu'il
n'y a presque rien au monde de moins dissimulé et de moins
pudique qu'elle ; que tous les jours et à tous les instans de la
vie, elle fait son possible pour se mettre à découvert : sans
compter encore les états forcés et accidentels où la placent les
causes maladives, et dans la plupart desquels elle déchire
presque tous ses voiles. Enfin, il faudrait être visionnaire pour
soutenir que ces épreuves naturelles sont mille fois plus efficaces
que toutes les petites manœuvres des expérimentateurs ; que les
unes permettent d'apercevoir les actes vitaux dans toute leur
largeur, leur force, leur développement et dans toute leur vitalité ; et que les autres, au contraire, ne font que les dénatu-
rer, les décolorer, les rapetisser, les localiser et les matérialiser.

Quoi qu'il en soit, il est vrai que j'avais fini par accepter le
conseil que bien des personnes m'ont donné, de me condamner
au silence. J'étais décidé à me réfugier exclusivement dans le
sein de la postérité, et à ne plus songer qu'à des œuvres post-
humes : mais c'était de guerre las, et parce que j'avais vraiment perdu tout espoir de succès, et épuisé mes faibles ressources. Je crois bien que sans le choléra j'aurais persisté dans
cette résolution. Mais il m'a semblé voir dans ce mémorable
événement des circonstances favorables à mes vues, et je n'ai
pu m'empêcher de chercher à les mettre à profit. On s'abandonne facilement à un espoir même illusoire, quand on a à soutenir une cause aussi belle et aussi juste que la mienne.

» autres un médecin distingué de Lyon (M. Prunelle, je
» crois). Je l'ai engagé à s'attacher de préférence à ce
» dernier, comme se trouvant dans une position indé-
» pendante. Il a senti mon raisonnement, et il m'a dit
» qu'avant de le soumettre, il prendrait lui-même con-
» naissance du travail. Il m'a dit aussi quelle marche
» allait suivre la pétition, qu'il importait de faire arriver
» promptement. Malheureusement il y en a tant, qu'il
» désespère que ce soit pour cette session. Je dois aller le
» voir pour savoir au moins l'effet qu'aura produit la
» lecture du mémoire : je te dirai cela aussitôt que j'en
» aurai des nouvelles (1). En attendant, assure M. Surun
» de mon estime, et dis-lui que je suivrai cette affaire,
» pour tout ce qui le regarde, comme si c'était la mienne
» propre. Je regrette de n'avoir pas lu sa *Physiologie* à
» Nancy ; mais je me la procurerai chez le libraire, afin
» de m'identifier avec sa doctrine, qui dès à présent de-
» vient la mienne. »

Je ne saurais faire moi-même une apologie plus éner-

-----

(1) Je viens de recevoir l'avis que M. Reigner a fait de vains
efforts pour accélérer le rapport de ma pétition. Qu'il me soit
permis de lui en exprimer ici ma reconnaissance. Je dois le
même témoignage à M. Gourdon. Je les prie d'ailleurs de ne
pas se donner tant de soucis. J'attends depuis quinze ans ; je
puis bien laisser encore écouler des mois : d'autant mieux
qu'il semblerait qu'il ne dépend d'aucune puissance humaine
de hâter le moment du triomphe de la vérité. J'ajoute que l'état
actuel de ma santé ne me permettrait pas de profiter de la
liberté que je sollicite auprès de la Chambre.

zique que celle de M. Gourdon, des principes que je professe, et j'espère qu'on peut voir à cette explosion franche de sentimens, qu'il n'y avait rien de concerté entre nous. Quelqu'un a dit que je n'ai pas, moi, d'aboyeurs à ma suite. Cette conviction pleine et spontanée ne fera pas dire que j'en aie trouvé. Ce n'est pas là le langage d'un aboyeur, ni l'allure d'un membre de coterie. Pourquoi la vérité trouve-t-elle si rarement des partisans de ce caractère?

Le fait est que j'avais eu jusque-là si peu de rapport avec M. Gourdon, qu'il n'avait, avant la lecture de mon mémoire, qu'il a faite à cent lieues de moi, aucune connaissance de ma doctrine, ni lu aucun autre de mes ouvrages.

Cependant les vues que j'ai particulièrement appliquées au choléra-morbus, ne sont autres que celles que j'ai déjà publiées à plusieurs reprises, notamment dans l'ouvrage dont je présente aujourd'hui une nouvelle édition.

Cette édition ne présentera d'autre changement que l'addition de cette introduction, qui, j'ose espérer, vaut bien à elle seule le *Revue, corrigée et considérablement augmentée*, de la plupart des éditions qu'on publie. Elle comprend à peu près toutes les augmentations que je pourrais en ce moment ajouter à la première édition. Il faut bien que j'essaie de faire écouler les exemplaires non vendus de celle-ci. Les principes de la médecine ont toujours été si incertains et si variables, qu'on a pris l'habitude de considérer comme vieillis des écrits qui datent d'un peu de temps. Mais, tel n'est pas le caractère des bases physiologiques et pathologiques que j'ai admises depuis une quinzaine d'années. Si jamais on se donne la peine de chercher à les apprécier, on verra bien qu'elles sont immuables, qu'elles sont et qu'elles auraient dû être de tous les temps. C'est qu'elles ne sont pas imaginaires, qu'elles se rattachent à des élémens bien palpables de l'organisation. D'aucune manière on ne peut considérer mes ouvrages comme passés de mode, car à peine s'ils ont jamais été connus. Cependant je sais bien qu'ils ne sont pas sans beaucoup de défauts, qu'ils manquent surtout de clarté et de méthode. Mais j'espère que cette introduction facilitera l'intelligence de beaucoup de points qui ont pu jusque-là paraître obscurs. D'ailleurs, mille causes m'empêchent de procéder aux changemens que je voudrais apporter, non dans le fond, mais dans la forme de mon livre (1). Ensuite, c'est presque inopinément que je trouve une occasion, que je crois favorable, de donner un nouvel élan à cet ouvrage. Je ne puis la laisser échapper, car je suis trop peu familier avec les chances heureuses. Je n'ai donc que le temps de rédiger quelques nouvelles observations générales : encore n'est-ce qu'à la hâte que je puis le faire ; ce qui me fâche beaucoup, attendu la gravité des questions qu'elles soulèvent. Le choléra et cette nouvelle opération m'ont réellement pris au dépourvu, par la raison que, depuis bien du temps

---

(1) Malgré la chute de mes espérances, je laisse subsister ces réflexions, parce que, en effet, l'impression de mon travail va avoir lieu sous l'influence des mêmes circonstances, et que l'état de ma santé exige que je renonce à tout changement : il est même très-urgent que je cesse de m'en occuper.

J'attendais des circonstances plus favorables pour me remettre sérieusement au travail, pour demander à mon esprit, soit de nouvelles inspirations, soit un exposé plus lucide de celles qu'il a déjà eues. Il est telles pensées que je juge importantes, qui, il y a quelques semaines, ne l'avaient pas encore frappé.

Je prends le parti de changer le titre de mon ouvrage, qui, dans la première édition, portait celui de *Nouveaux Élémens de physiologie pathologique, et Exposé des vices de l'expérience et de l'observation*. Dans le temps, je rejetai celui que j'adopte aujourd'hui, parce que je m'imaginai qu'on le trouverait trop prétentieux. Mais je ne vois pas ce que j'ai gagné à cet acte de modestie ; c'en était plutôt un de sottise : car aujourd'hui les mots exercent un si grand empire sur les esprits, qu'il serait très-possible que l'absence de ce titre eût contribué à l'oubli dans lequel mon ouvrage est resté. Mais il est vrai que cet oubli peut être attribué à bien d'autres causes. Il en est sans doute qui tiennent aux défauts et au caractère même de l'ouvrage ; mais il en est beaucoup d'autres qui en sont indépendantes.

Toutefois, si cet ouvrage a eu peu de lecteurs, je crois pouvoir dire qu'il a été estimé de tous ceux que je connais ; quelques-uns même l'ont apprécié à une très-grande valeur ; et je ne sache pas qu'on ait jamais dit à un auteur des choses plus flatteuses que celle que j'ai entendues, il n'y a encore que très-peu de temps, de la bouche d'estimables confrères. C'étaient des éloges pour le moins à l'unisson de ceux que la lecture de mon mémoire sur le choléra a inspirés à M. Gourdon.

Ces honorables suffrages ', venant d'hommes désintéressés et impartiaux, me dédommagent du dédain qu'on affecte ailleurs, surtout parmi ceux qui exploitent le monopole des principes dominans. Ils me fortifient dans l'espoir d'être au moins accueilli par la postérité, si je ne puis, comme tout porte à le croire, parvenir à renverser les obstacles qui s'opposent aujourd'hui au triomphe de la vérité.

Il faut bien enfin que je reconnaisse que ce triomphe exigerait trop de sacrifices, causerait trop de mécomptes et de perturbation. Et les avantages qui en résulteraient, tout immenses qu'ils puissent être, ne peuvent entrer en balance avec de semblables considérations. La révolution scientifique que j'ai conçue serait en effet trop complète; elle serait la plus étendue, ainsi que la plus heureuse qu'on ait jamais vue dans les sciences naturelles; elle concilierait toutes les oppositions, fixerait toutes les incertitudes, expliquerait les variations de l'expérience, qui sont si inexplicables d'après les principes dominans. Voilà sans doute de bien fâcheuses recommandations pour elle. Il est bien clair, comme on le dit, que l'époque ne peut lui être favorable.

Un académicien m'écrit que le plus grand obstacle au succès de mes efforts, c'est la paresse de l'esprit hu main. Je voudrais bien qu'il eût dit vrai. C'est là sans doute un obstacle majeur, mais je ne le croirais pas insurmontable.

C'est le triste état de la science dominante qui produit cet engourdissement général. Il est bien difficile, en effet, de ne pas se laisser décourager à l'aspect de tant de vices et d'erreurs, et d'un vide si profond; car on a beau fermer les yeux et vouloir se faire illusion, on ne peut se dissimuler tous les défauts de l'enfant chéri. Et ceux qui sont les premiers à le soutenir et à le caresser, qui seraient les plus intrépides adversaires d'un changement quelconque, ne peuvent s'empêcher de convenir que « rien n'est arrêté, que tout est en doute, » en discussion, et qu'il n'y a aucun moyen de s'en» tendre (1). » N'est-ce pas dire en d'autres termes que c'est le chaos qui règne? Mais il est pourtant tout naturel que dans un pareil état de choses on porte la prévention même jusqu'à blâmer la hardiesse de quiconque ose essayer de mesurer la profondeur de ces ténèbres, qu'on s'irrite ou qu'on se moque de ses efforts.

Cependant j'ose dire que, si l'on voulait un peu s'en donner la peine, on pourrait voir et comprendre bien plus de choses qu'on ne s'imagine; on pourrait pénétrer plus avant qu'on ne croit dans le sanctuaire même de la vie.

L'on comprendrait, par exemple, la cause principale du dédale au milieu duquel on est perdu, et où l'on s'enfonce tous les jours davantage; la cause de cette diversité si grande de phénomènes, de cette variabilité si constante et si étonnante aux yeux de la philosophie dominante, des résultats de l'expérience et de l'observation; on sentirait que rien n'est plus approprié à la nature et au jeu des principaux ressorts du mécanisme de l'existence. En effet, il est visible qu'ils sont, ces

---

(2) Paroles extraites d'une lettre d'un académicien.

ressorts , d'une mobilité et d'une élasticité extrêmes. Et quoique le mécanisme vital soit très-simple à sa base, et ses élémens très-peu compliqués , il est tout naturel que son jeu produise sur une organisation extrêmement variée elle-même les effets les plus divers ; et cela doit être , surtout dans l'état de maladie , attendu la variété excessive aussi des causes qui viennent troubler ce mécanisme : variété d'ailleurs qui porte bien plus sur les degrés de violence et d'intensité de ces causes , que sur leur nature même.

C'est là sans doute une question élevée , puisqu'elle touche à l'essence et au jeu même des principaux ressorts de l'existence : mais elle est pourtant bien simple et bien lumineuse. Combien de difficultés elle explique ! combien de complications elle fait disparaître! Pourquoi craint-on si fort d'étudier la vie à sa base ? Comment peut-on soutenir qu'il est préférable de rester à sa surface, de tourner éternellement autour du cercle , sans oser jeter un regard vers son centre? autant vaudrait s'amuser à compter tous les rayons partant d'un foyer de lumière , que de compter ceux de ce cercle. La physiologie , dit-on , est un roman dont il est impossible de dénouer l'intrigue : c'est qu'on n'a fait jusqu'alors que de le tenir par la queue ; il serait bien temps de le prendre enfin par la tête. Que dirait-on d'un géomètre qui chercherait à résoudre tous les problèmes de son art sans en avoir étudié les élémens?

Parce qu'on n'a pas réussi jusqu'à présent dans cette étude , on a peur des questions élémentaires les plus simples. On s'est entièrement découragé ; on porte jusqu'à l'extrême, je crois même être autorisé à dire jusqu'à l'aveuglement et l'injustice la plus criante, la prévention contre les essais nouveaux, contre tout ce qui sort du cercle étroit des théories dominantes. On ne se complaît qu'à des questions qui ont déjà été agitées, retournées des milliers de fois, et cela sans recevoir plus de lumières après qu'avant. On n'a pas honte de dire qu'il est mieux de continuer à marcher à tâtons.

Il n'en serait sans doute pas ainsi, si l'on pouvait voir qu'on perd, par cette marche, le plus précieux de son temps, qu'on ne cultive que la stérilité même, et qu'on recule plutôt qu'on n'avance.

Mais non, c'est un parti irrévocablement arrêté; on ne veut entendre parler que de faits isolés, décousus, que d'empirisme tout pur. On se moque du reste. Il paraît même qu'il n'est rien moins que sage de se proposer d'indiquer une issue à cet obscur labyrinthe.

Je ne sais en effet si je ne devrais pas moi-même demander pardon pour les nouvelles tentatives que le choléra me force de faire aujourd'hui, pour oser essayer encore d'ébranler cette immuable sécurité, dans laquelle il paraît qu'on se plaît tant. C'est vraiment une chose bien douce que cet état stationnaire, et l'on s'y abandonne bien volontiers, au risque même de se laisser entraîner par une pente rétrograde. L'état actuel de la médecine est d'ailleurs si brillant! Il justifie si bien la confiance qu'il inspire à ceux qui le soutiennent ou le dirigent! Il est certainement bien démontré que c'est au milieu de ces ténèbres qu'habite la vérité. On a irrévocablement assigné à celle-ci les formes qu'elle doit revêtir : et ce serait bien en vain qu'elle tenterait de se montrer sous une autre allure que celle qu'on lui suppose. Tant pis pour elle si elle avait des proportions beaucoup trop grandes , trop larges , pour se prêter aux combinaisons étroites et puériles qui constituent tout le fond de la science dominante ! c'est tout au plus si elle obtiendrait un regard de pitié.

La philosophie médicale du jour s'est tracé des limites étroites, au-delà desquelles elle a prononcé qu'on ne saurait se hasarder sans se perdre dans le vague et l'illusion; comme s'il pouvait y avoir rien de plus vague et de plus illusoire que ses propres erremens; j'en demande pardon à sa prétention à les dire tous matériels et palpables. Entreprise inouïe dans les fastes de l'histoire, et qui était réservée au libéral 19ᵉ siècle ! On veut à toute force mettre des bornes aux efforts de l'intelligence humaine. Pourra-t-on jamais le croire , dans les âges futurs ?

Quoi qu'il en soit, j'oserai pourtant dire que si la doctrine que je professe eût été plus connue qu'elle ne l'est, on aurait pu avoir sur le choléra des idées plus saines que celles qu'on a vues régner pendant le cours de la dernière épidémie. Il est vrai qu'on en a émis quelques - unes de très - remarquables et de très - rapprochées de la vérité. Toutes se rapportent aux bases que j'ai assignées depuis long-temps au mécanisme de l'état de maladie. Je n'ai point excepté la variété pathologique, connue sous le nom de choléra-morbus; je l'ai au contraire positivement et nominativement comprise , ainsi qu'on pourra le voir dans le corps de cet ouvrage.

Si Delpech, de Montpellier, eût eu connaissance de

mes ouvrages, il n'eût pas avancé son opinion sur le siége de cette affection, comme lui étant particulière; il n'aurait pas non plus eu besoin de trouver ou de supposer des lésions matérielles dans les ganglions du grand-sympathique, et cela pour se conformer aux erreurs et aux préjugés qui existent généralement à l'égard de ces sortes de complications pathologiques.

Quand on voudra y regarder un peu de près, on verra très-bien que l'état de maladie peut parfaitement se passer d'elles, que l'action nerveuse particulièrement peut être troublée à une foule de degrés, être exaltée ou affaiblie, sans qu'il survienne la moindre trace de lésion dans la substance même des nerfs.

Je connais un autre médecin du nom de Delpech, actuellement médecin ordinaire aux hôpitaux de Lyon, qui a envoyé à l'Académie de médecine un mémoire sur le choléra, où il m'a assuré m'avoir cité au moins vingt fois. Il paraît qu'il a été à même de traiter un grand nombre de cholériques.

M. Auzoux a aussi publié, à l'occasion de cette épidémie, des opinions sur les nerfs, qui sont en tout point conformes aux miennes.

Il s'est trouvé beaucoup d'autres médecins qui se sont rapprochés de ma manière de voir, en reconnaissant à la maladie une nature purement nerveuse.

L'Académie royale de médecine, aussi elle, a jugé insuffisante la doctrine de l'humorisme, en attribuant aux nerfs une partie du rôle qui se joue dans le mécanisme de cette affection.

Enfin, M. Broussais lui-même, qui s'est fait, de nos

jours , chef des matérialistes (1) et des localisateurs , a déclaré qu'il doutait si le choléra avait son siége primitif dans les nerfs ou dans les organes digestifs. Quand cet auteur connaîtra un peu mieux l'influence nerveuse, son doute se changera probablement en certitude.

Il est vrai que ces opinions se ressentent toutes de l'ignorance où l'on est généralement à l'égard des caractères et du mode d'action des nerfs , par suite de laquelle on a l'habitude de n'attribuer à ces organes que les phénomènes qu'on ne peut comprendre autrement , que ceux , par exemple, qui ne s'accompagnent pas de circonstances matérielles et palpables. Mais elles prouvent au moins qu'à travers l'obscurité profonde qui règne sur ce point, il s'échappe des lueurs de véritable lumière. Quoique très-faibles et confuses, elles n'en sont pas moins un hommage à la vérité.

Dans le fait , il est bien étrange qu'on n'ait pas encore apprécié toute l'importance de la puissance nerveuse dans les deux états de santé et de maladie. Il est déjà sans doute bien étonnant qu'on n'ait pas saisi ces caractères naturels et pathologiques , comme je crois l'avoir fait moi-même : mais il l'est encore bien davantage qu'on l'ait rétrécie et obscurcie au point de la réduire au simple rôle des sympathies. C'est vraiment trop fort. Il faut qu'ils soient bien grands et bien profonds les vices de la marche qui a conduit à un pareil résultat, qu'on a suivi surtout depuis un certain temps ; car il fut une époque où le jeu

______

(1) Il est sans doute superflu d'observer que ce mot ne signifie pas autre chose ici que partisans des lésions matériell

des nerfs était mieux apprécié qu'il ne l'est aujourd'hui, où l'on sentait au moins qu'il devait être beaucoup plus étendu qu'on ne pouvait le voir. Fontana, ainsi que tant d'autres physiologistes, a bien dit positivement que l'étude des nerfs renfermait tous les secrets de la vie.

C'est pourtant cette marche qu'on affectionne tous les jours davantage sous le nom imposant de voie de l'expérience et de l'observation, et qui mériterait bien plutôt l'épithète d'obscurantisme par excellence. Combien les hommes montrent de facilité à se laisser abuser par des mots !

Elle est si fausse cette malheureuse marche, surtout pour la médecine, que presque aucun phénomène n'y est envisagé sous son véritable jour, que la plupart des aperçus y sont dénaturés, tronqués, renversés. A chaque instant on y prend les effets pour les causes, les extrémités pour des centres, de simples reliefs pour des fonds de tableau, les complications, les choses accessoires et les plus insignifiantes pour des circonstances principales. On n'y distingue nullement ce qui appartient à l'intérieur d'avec ce qui appartient à l'extérieur du corps. On ne saisit que les objets les plus grossiers, que ce qui fait saillie anguleuse. On ne voit que matière, que mécanique ou chimie, laissant de côté tout ce qui est vital, c'est-à-dire tout ce qui est vraiment intéressant à connaître et important pour la pratique elle-même, et traitant le corps vivant comme un mannequin, une substance inerte ou un cadavre. Enfin, jamais on ne vit d'étude plus superficielle, plus puérile et plus vaine que celle qui résulte des méthodes en vigueur. A voir cela, on dirait que le monde date d'hier : il est vrai qu'on revient promptement de cette idée, en considérant le nombre des erreurs qu'il a vues naître.

Je ne veux ici, pour preuve de tous ces vices, que la question la plus vivace de celles qui s'agitent de nos jours; celle qui est relative à ce qu'on appelle inflammation et fièvres. Presque toutes les erreurs de la médecine actuelle semblent en effet être accumulées sur elle. Croit-on qu'on parviendra jamais à la résoudre avec les vues qu'en a? Il faudrait un prisme bien autrement diaphane que celui au travers duquel on la considère.

Pour parvenir à ce but, on devrait, si l'on voulait s'en donner la peine, commencer par voir une chose bien manifeste, et dont pourtant il semble qu'on ne se doute guère. Si on l'a aperçue, ça été d'une manière bien superficielle et bien vide de conséquences pratiques et théoriques. C'est que la vitalité des organes internes a des caractères différens de ceux qui appartiennent à la vitalité des organes externes. Il est vrai qu'il faudrait pour cela avoir des notions un peu plus éclairées que celles qu'on a sur la signification de ce mot *vitalité ;* ce qui, du reste, serait bien moins difficile qu'on croit.

C'est après cela qu'on pourrait sentir que rien n'est plus faux que l'analogie qu'on a établie en tout point entre le mécanisme de l'inflammation externe et celui de ce qu'on appelle les inflammations internes. On verrait, *1° que celles-ci ont une base bien autrement large que celle qu'on reconnaît à l'autre; que cette largeur occupe toute l'étendue du foyer d'où émane la vitalité interne, 2° que les maladies internes, même celles qu'on regarde généralement comme des inflammations, n'ont pas besoin, comme les externes, pour exister, des lésions locales, matérielles ou organiques ; 3° et qne ces sortes de lésions, quand elles surviennent, ne sont presque jamais que des complications, des circonstances accessoires, qu'elles sont l'effet, la conséquence du développement et des progrès d'une simple lésion vitale.*

Cela se voit sans doute à la suite d'un bien grand nombre de cas ordinaires, mais rarement aussi bien que ça ne s'est vu dans le drame que vient de nous montrer le choléra. Combien, en effet, n'a-t-on pas ouvert de cadavres de cholériques sans y rencontrer aucune trace de lésions matérielles ! Et ce résultat s'est présenté surtout chez ceux qui avaient succombé à des attaques les plus vives, les plus meurtrières. Il est clair que les complications matérielles n'avaient pas eu le temps de se développer.

En vérité, c'est une chose bien absurde et une bien étrange parodie de la philosophie du xviiie siècle, que l'esprit de celle qui domine aujourd'hui en médecine, et qui consiste à ne pas admettre dans le sein même de la vie d'effet sans cause palpable ou visible.

Les neuf-dixièmes au moins de la puissance nerveuse s'exercent sous cette condition, c'est-à-dire, sans que nos sens puissent apercevoir la cause qui les met en jeu. Et c'est sur ces neuf-dixièmes que repose évidemment la base de notre existence. Sans l'action nerveuse, à nos sens spontanée ou latente, il n'y aurait pas de vie.

Mais encore ce n'est que dans l'état ordinaire du mécanisme vital que l'action de cette puissance des nerfs reste cachée pour nos sens : car combien ne se présente-t-il pas de circonstances insolites, où il faut être aveugle ou avoir les yeux fascinés par les faux systèmes et les fausses expériences pour ne pas l'apercevoir, où elle se met presque entièrement à découvert et se montre sur tous les points de son étendue ! A quel autre appareil peut-on rapporter tous ces mouvemens d'ensemble qui se voient à chaque instant à la suite, soit d'un exercice insolite ou forcé d'une ou plusieurs fonctions naturelles, soit des nombreux états de maladies qui mettent si évidemment en jeu la vitalité tout entière ? Quelle déception de ne voir dans tous ces cas que des phénomènes locaux, isolés et sympathiques, et qu'un jeu dit d'organisme ! quelle idée ce mot représente-t-il à l'esprit ? Il semble, en vérité, qu'on ait pris à tâche de fermer les yeux sur les points les plus clairs et les plus évidens.

D'un autre côté, n'est-ce pas encore une grande erreur de croire que l'agent lui-même qui fait le principe de cette puissance soit entièrement soustrait à l'action de nos sens ? Lui aussi ne se manifeste que par ses nombreux effets dans les circonstances ordinaires de la vie. Mais combien d'autres états de la nature dans lesquels il acquiert le plus haut degré d'évidence qu'aucun corps puisse atteindre !

Car enfin ce principe moteur et générateur universel n'est réellement autre chose que la lumière elle-même. Cette lumière solaire exerce, en effet, sur les phénomènes de la nature, une influence un million de fois plus grande que celle qu'on lui accorde généralement. C'est elle qui régit toute la matière : elle l'accompagne

partout; elle adhère à toutes ses molécules. L'organisation surtout en renferme une très-grande quantité.

Elle a aussi, elle, ses deux états, le latent et le sensible,
semblable au calorique, qui, du reste, ne paraît être lui-
même qu'une des manières d'être ou de se manifester de
la lumière.

C'est à sa réunion avec les molécules matérielles que
cet agent doit son état latent; l'autre n'appartient qu'à
la lumière libre.

Lorsqu'une partie de ce principe combiné abandonne
la matière, il peut devenir visible. C'est ce qui arrive à
chaque instant à la suite de la décomposition des corps
organisés surtout qui, comme je viens de le dire, en
contiennent d'énormes proportions. Cela se voit aussi
bien souvent dans la destruction des corps inertes.

Mais pour cela il faut que cet abandon soit prompt et
actif, il faut que la décomposition des corps ou la disgré-
gation de leurs molécules soit vive et instantanée, ainsi
que cela a lieu pour les corps inertes par suite d'une
forte percussion; et pour les corps organisés, par l'effet de la combustion. Dans ces cas, il s'échappe une
grande quantité de lumière latente, qui se rend visible
sous forme de feu.

Cet effet ne peut avoir lieu dans une décomposition
plus lente, comme celle qui est le résultat de la putré-
faction. Dans cette opération, en effet, la lumière orga-
nisatrice ne s'échappe que peu à peu et par petites quan-
tités à la fois. Il en résulte qu'à mesure qu'elle se dégage,
elle se met en équilibre avec la lumière générale, et ne
peut ainsi se manifester à nos yeux. Seulement on re-

marque souvent un développement insolite de chaleur, qui n'est réellement qu'une autre manière propre, à la lumière de frapper nos sens.

La lumière est, sans contredit, l'agent naturel qui jouit au plus haut degré de la motilité ou force motrice. A voir celui dont elle fait preuve dans son réservoir général, on peut bien, jusqu'à un certain point, au moins, comprendre les mouvemens qu'elle détermine dans les corps, où d'ailleurs ils sont bien autrement limités que ceux qu'elle exécute dans l'espace.

Cet agent universel possède aussi au suprême degré la faculté d'agrégation; et c'est lui qui est le principe de toute affinité moléculaire.

Je bornerai là pour cette fois ce que j'ai à dire sur ce principe; car je dois craindre, en allant plus loin, de donner une apparence de raison à ceux qui disent que je ne voyage qu'au pays des abstractions.

Jusqu'à présent j'avais cru devoir taire ma façon de penser sur sa nature. Je pense encore que ce n'est pas là le point le plus important, et qu'il est bien plus essentiel d'étudier ses effets sur les principaux ressorts qu'il fait mouvoir dans la vie; que c'est à cette étude que se rattachent toutes les considérations d'une importance immédiate et pratique. Mais il faut bien que j'essaie de tous les moyens de persuasion que j'ai en mon pouvoir, bien que je sois à peu près convaincu qu'on se refusera à la lumière elle-même.

J'ai long-temps craint les fausses interprétations relativement aux idées religieuses; mais aujourd'hui mes craintes se sont dissipées.

D'abord je déclare que j'applique ces vues exclusivement à l'ordre physique des phénomènes de la vie, sans vouloir toucher à celui de la spiritualité. C'est uniquement le mécanisme physique de l'existence, dans les deux états de santé et de maladie, que je cherche à expliquer. Reste tout le domaine de la métaphysique.

J'avoue que la ligne de démarcation me paraît assez tranchée, et je ne conçois pas comment il serait possible de tout rattacher à la même base. Au reste, je ne me suis presque pas occupé de cette question. Il y a bien assez à faire sous le premier point de vue. Je n'ai encore envisagé le cerveau, ce siége des opérations de l'intelligence, et celui présumé de l'âme immatérielle, que comme un des principaux foyers de la puissance nerveuse générale; je n'ai étudié son influence que dans ses rapports avec les autres fonctions de l'organisation.

Ensuite tout le monde sait bien qu'il s'en faut beaucoup que je sois le seul qui aie admis un agent général de la nature. Presque tous les hommes des temps anciens et modernes, qui se sont permis quelque élévation dans les vues, ont donné des preuves de cette croyance.

La seule différence qu'il y ait entre eux et moi, c'est que leurs idées n'ont pu franchir les limites du vague, des généralités, de la spéculation enfin, et que les miennes, au contraire, sont positives au plus haut degré, qu'elles sont immédiatement applicables, et en grande partie appliquées à tous les faits, à tous les actes de la nature, tant particiels que généraux, et surtout qu'elles s'adaptent parfaitement à la pratique comme à la théorie de la médecine, qui en reçoivent l'une et l'autre un jour tout nouveau et tout éclatant de lumière.

Il n'y a que dans ces derniers temps qu'on s'est éloigné de cette manière de voir, qu'on a abaissé et limité ses regards à la matière elle-même, qu'on a isolé cette matière de son principe d'action, en lui supposant certaines propriétés considérées comme inhérentes à sa nature. Malgré les nombreux et puissans motifs qui auraient dû éloigner les physiologistes de cette doctrine, tout au plus supposable, faute de mieux, pour la nature morte, ils se sont empressés au contraire d'imiter en cela le célèbre physicien de l'Angleterre.

Or, on sait jusqu'à quel point cette espèce de philosophie est favorable aux idées religieuses. J'ai déjà reçu compliment de la part d'hommes religieux sur l'avantage que la mienne présente sous ce rapport. Je m'en réjouis, par la raison que personne n'a plus que moi l'habitude de respecter les croyances et les institutions sociales. Je l'ai bien prouvé, en gardant le silence sur la nature du principe de vie, pendant tout le temps que j'ai eu des craintes sur les fausses interprétations, me privant ainsi d'un moyen de persuasion auquel je devrais naturellement supposer une grande force : car combien est enracinée la prévention contre la doctrine des agens occultes ! Que de personnes ont répété, en parlant de moi, ces mots : « Que nous veut-il avec sa doctrine surannée et dès long-temps jugée, d'un principe abstrait, d'un être que, dans aucun cas, on ne peut voir ni toucher ? » Aujourd'hui on ne pourra plus tenir ce langage, je pense, car on aura les doigts et les yeux dessus.

Le fait est qu'en y réfléchissant un peu, on voit que la doctrine que je professe est bien plus favorable que celles qui dominent, pour les idées religieuses. En effet, l'esprit de ces dernières est éminemment contraire à l'existence des causes occultes. La mienne au contraire l'admet et la démontre, cette existence; elle en rétablit et consacre le principe d'une manière péremptoire.

Or, on peut tirer de là une induction très en faveur de la pluralité des agens invisibles au sein de la vie. En effet, puisque celui qui préside aux phénomènes physiques de l'existence a la faculté de revêtir ce caractère, de prendre l'état latent, on en peut bien supposer et admettre un second pour l'ordre moral et intellectuel, destiné à être soustrait pour toujours à l'investigation de nos sens. Quoique le premier soit très-saisissable, quoiqu'il ait un très-haut degré d'évidence, même au milieu de ses fonctions organisatrices et vivifiantes, il aura pourtant échappé, dans cette partie de son rôle, assez long-temps à nos recherches, pour que cela doive nous rendre très-circonspects à l'égard du second, et diminuer notre confiance dans l'action de nos sens.

Dans presque tous les temps on a reconnu la pluralité des agens vitaux sous le nom générique d'*esprits animaux*, mais, à la vérité, sans qu'on en ait jamais pu déterminer ni le nombre ni la nature. D'après la doctrine que je propose, il y aura au moins un de ces esprits dont les caractères, le mode d'action et l'essence même seront à peu près connus; mais il n'en résultera pas qu'on puisse lui attribuer un pouvoir exclusif. Il est vrai qu'il laisse peu de place dans la vie; mais il en faut bien peu sans doute pour un être vraiment immatériel et purement intelligent : cette place même n'en sera que mieux déterminée.

Je crois que ce sera seulement après qu'on aura consenti à admettre les nouvelles bases physiologiques que je propose, qu'on pourra se vanter de posséder une véritable physiologie pathologique. Les vues sur lesquelles on appuie aujourd'hui cette prétention, ne sont autre chose qu'une extension très-inopportune donnée aux vicieuses habitudes de localisation et de sympathies qu'on avait auparavant ; c'est-à-dire, que, sous ce rapport, elles ne sont qu'un pas rétrograde de plus ajouté à tant d'autres. Rien n'est réellement plus opposé à la vérité et aux progrès de la médecine, que ces idées locales et matérielles qu'on applique à l'étude des maladies internes.

Il est pourtant vrai que la doctrine à laquelle je fais allusion ici a produit quelques améliorations dans le traitement des maladies ; mais cela vient de ce qu'elle n'est pas fausse sous tous les rapports, et de ce qu'elle a étendu en même temps le principe de l'exaltation vitale, principe qu'il est du reste si facile d'établir sur des données bien autrement larges, bien autrement physiologiques que celles sur lesquelles on l'appuie. Je ne veux pas dire qu'au milieu du fatras d'idées dont se compose la médecine dominante, il n'y en ait aucune de bonne : il y en a au contraire beaucoup, mais sans valeur, sans physionomie, et cela à cause de leur incohérence et de leur associotion à la foule des idées fausses.

Combien, par exemple, cet aperçu vrai, dont il est ici question, est borné dans ses résultats, dans ses avan·

tages pratiques, par le caractère étroit et superficiel de cette doctrine relativement au siége des affections, et en général aux autres vues physiologiques et pathologiques qui la distinguent !

Cependant tout étroits et bornés qu'ils soient, ces nouveaux aperçus auraient dû au moins servir à donner une bonne leçon, et diminuer la confiance qu'inspire l'état général de la science dominante, l'extrême prédilection qu'on montre pour cette médecine dite de symptômes et toute de faits. En effet, n'est-il pas démontré tant bien que mal, aujourd'hui, que les méthodes curatives, naguère proscrites et supposées diamétralement opposées à la nature du mal, sont au contraire ce qu'il y a de plus avantageux ? Là où les excitans seuls étaient admis, on emploie maintenant exclusivement les débilitans.

Or, un pareil revirement ne dénote-t-il pas les vices les plus profonds, et surtout un caractère vide et superficiel dans tous les principes qu'on a connus jusqu'à présent? Il faut être bien heureusement organisé pour ne pas en admettre même le soupçon. Je n'oublierai jamais un fait qui m'est arrivé dans les premiers temps de mon apostasie, vers l'époque où je commençai à sentir moi-même le vide des théories dominantes; qu'on me permette de le raconter ici.

J'étais encore entièrement sous le charme des idées qui m'avaient été communiquées, lorsque je fus appelé près d'une femme qui ressentait les symptômes d'une luxation spontanée de la hanche droite. Sans doute qu'à ma première visite je ne reçonnus pas bien tous les caractères de cette maladie : ce qui me fit commettre une grande infraction aux principes alors encore le plus généralement en vogue, et les seuls que je connusse moi-même. Je fis la sottise d'ordonner jusqu'à huit sangsues. Mais à ma seconde visite je pus mieux reconnaître la nature du mal. Oh ! alors, quels regrets ! quel chagrin de ma méprise de la veille ! Je crois que je n'en dormis pas de quinze jours. On pense bien que je m'empressai d'adopter la méthode excitante tant à l'intérieur qu'à l'extérieur. Je suivais ce traitement depuis plusieurs semaines. La pauvre femme n'en allait pas mieux ; je crois même qu'elle était plus mal, lorsque je quittai le pays pour me rendre à Paris.

Je portais moi-même dans la capitale une affection toute semblable à celle de cette malade : ma cuisse était amincie et réduite à rien, je ne pouvais presque plus marcher. Quelques personnes que je consultai ne parlaient de rien moins que d'une vingtaine de moxas. J'hésitais à me décider même à de premières applications.

Cependant ce mal ne m'ôtait pas la faculté de réfléchir, car je me préparais en même temps à faire un cours de physiologie, c'est-à-dire, à réciter en public ce qu'on m'avait appris de cette science. J'y allais bon jeu bon argent. Ce n'était certainement pas avec préméditation d'innover, que je travaillais à classer mes idées, à simplifier les méthodes d'enseignement. Ce fut pourtant là ce qui me conduisit à de nouveaux aperçus sur la vie, particulièrement à saisir les avantages attachés aux évacuations sanguines (1).

____

(1) Sans doute que mon esprit avait des dispositions à se

Quoi qu'il en soit, je ne tardai pas à faire sur moi mes premières épreuves. Je pratiquai sur ma hanche de

---

fourvoyer; j'étais pourtant bien loin de le soupçonner capable de se frayer de nouvelles routes. Il faut que la vérité ait bien de la force pour avoir agi sur lui au point où elle a agi, car de son naturel il n'est rien moins que subtil. On parle de vues abstraites : je ne lui ai jamais connu d'aptitude pour ces sortes d'idées; il a toujours eu au contraire un penchant décidé pour les sciences positives. C'est là probablement la raison qui l'a mis si fortement en hostilité contre les principes de la médecine dominante; car, bien loin d'être, comme on le dit, une science toute de faits, elle n'en est qu'une de mots, la plupart dépourvus de sens. Elle ne dit rien à l'esprit, et ne présente aux sens le plus souvent que des aperçus illusoires.

Le nouvel état de choses que je professe offre bien aussi des points qui ne tombent pas immédiatement sous l'action des sens; mais la raison dit bien qu'on ne saurait tout voir et tout toucher dans la vie. D'ailleurs, ces phénomènes latens se lient très-naturellement avec ceux qui se voient. Le tout forme un ensemble bien lié dans toutes ses parties, un corps homogène parfaitement en harmonie avec l'idée *une* et *indivisible* qu'on doit naturellement se faire de l'existence; qui offre beaucoup d'expression, élève, agrandit la pensée, parle à l'esprit, à l'imagination surtout, aussi bien qu'aux sens. Ce corps de doctrine s'appuie sur un centre commun, et il donne bien heureusement la clef de ces coupes brusquées et contre nature, qu'on rencontre à chaque pas dans le domaine de la science dominante, lesquelles font de l'histoire de la vie le tableau le plus incohérent et le plus bizarre qu'on puisse imaginer, qui fatigue l'esprit au dernier point, au lieu de l'éclairer. C'est véritablement une bien lourde machine, un bien massif échaufau-

fréquentes et abondantes applications de sangsues (je
crois au nombre de sept, de quarante ou cinquante

***

dage que cette histoire, telle qu'on l'a faite jusqu'à présent; c'est
évidemment une seconde tour de Babel, où tous les langages
sont confondus, où les ouvriers, de leur propre aveu, sont
arrivés au point de ne plus avoir aucun moyen de pouvoir s'entendre entre eux.

Quoi qu'il en soit, qu'on me pardonne encore quelques réflexions relatives à ma personne. Puisque tout porte à croire
que je ne réussirai pas a me faire entendre, à obtenir le
triomphe de la vérité, il faut bien que, sous une forme ou sous
une autre, je signale au moins les principales causes qui s'opposent à mes efforts. Je trouve utilité et agrément dans cette
causerie, que j'ai d'ailleurs moins intention d'adresser à la
génération présente qu'à la postérité, qui peut-être, ne refusera
pas, elle, de faire connaissance avec moi. Je puis bien me
permettre cette petite jouissance, car elle est à peu près la
seule que je puise dans mes travaux, le seul dédommagement
à toutes mes peines.

Il est pourtant des choses que je voudrais pouvoir taire;
mais on me force à tout dire; et d'ailleurs dans une affaire de
cette importance, il n'est guère de vérités qui ne soient bonnes
à exprimer. Je veux répéter à mon esprit, car je crois avoir
dit ailleurs quelque chose de semblable, qu'il n'est guère à la
hauteur de l'insigne honneur que la vérité lui a fait de le
choisir pour défenseur. Elle-même a commis une grande faute
en cela : elle s'est montrée trop peu soucieuse de ses intérêts;
elle a même à cet égard manqué de jugement à un tel point, que
cela me dispose parfois à douter si c'est bien elle. Heureusement qu'aucune autre circonstance ne vient corroborer ce doute.

Je suis bien persuadé qu'avec tout l'ascendant qu'elle a par elle-

sangsues à la fois). En quelques semaines je me trouvai débarrassé de tous mes symptômes locaux, et je me re-

---

même, son triomphe serait depuis long-temps assuré, si elle se fût adressée à quelqu'un de ces brillans esprits dont la France abonde, à un professeur consommé, à un académicien tout au moins, à un de ces hommes dont la parole est imposante, et dont le nom fait autorité.

N'aurait-elle pas mieux fait de porter son choix sur un de ces heureux privilégiés de la nature et du monde, qui sont abondamment pourvus de tous les moyens accessoires indispensables pour le succès d'une pareille entreprise? A ces heureux du siècle, on prête attention quand ils parlent, fût-ce même devant des académiciens ; on ne les renvoie pas aux calendes grecques; on ne leur écrit pas pour leur conseiller de se taire; les organes de la presse ne se ferment pas pour eux ; pour eux aussi les mots *encouragement aux sciences* ont une signification ; on ne trouverait pas qu'il fût dangereux de leur confier des malades dans un hôpital, et on ne leur ferait pas désirer cet avantage pendant quinze ans, ni acheter par de pénibles et périlleux services militaires (1); ils peuvent tout à leur aise compulser les anciens et les modernes, ayant des bibliothèques bien fournies; ils ne sont pas obligés de mener une vie errante, et de se tenir à cent lieues du centre des lumières; leurs travaux ne sont pas à chaque instant interrompus par

(1) Pour parvenir à ce but, j'ai cherché à mettre à profit quelque peu de service militaire que j'avais fait sous l'empire ; et, quoique ce ne soit pas sans peine que j'y suis arrivé, je me plais ici à en témoigner ma reconnaissance à l'autorité militaire, à M. Desgenettes particulièrement. Je dois dire aussi que j'ai trouvé des appuis parmi de bien estimables confrères dans la médecine civile, tels que, par exemple, MM. Roux, Dubois, Dupuytren, Jules Cloquet et Cruveilhier.

tirai encore quelque temps à la campagne. Depuis je n'ai ressenti aucune douleur articulaire.

---

les maladies, parce qu'ils peuvent se donner tous les soins qu'exige leur santé; enfin ils ne sont gênés dans aucun de leurs mouvemens; ils ont, comme on dit, les coudées larges et franches.

La vérité aurait bien dû connaître qu'elle n'avait rien à gagner avec moi : j'hésite même à lui savoir gré de la préférence qu'elle m'a accordée. Le fait est que si je ne consultais que mes propres intérêts, je me brouillerais tont de bon avec elle. Mais elle a d'ailleurs trop de charmes pour que je me permette de lui adresser le moindre reproche : c'est le privilége de la beauté de faire des blessures qu'on doit souffrir sans se fâcher. D'ailleurs n'a-t-elle pas fait beaucoup pour moi, en plaçant jusqu'à un certain point le remède à côté du mal, en me donnant le secret de ne pas succomber à ses coups ? N'est-ce pas une espèce de miracle que j'aie pu résister jusqu'à présent à ses atteintes chaque jour redoublées ? Tant d'autres, en la cherchant, n'ont trouvé que la mort!

Je serais donc bien fâché qu'elle pût douter un moment de mon zèle et de mon dévouement pour elle; mais elle sait bien que c'est malgré moi, si je ralentis parfois mes efforts; et que, si j'ai quelque souci pour la conservation de ma santé, c'est dans le désir de pouvoir la servir, sinon plus efficacement, du moins plus long-temps. Elle n'ignore pas non plus que s'il m'arrivait de proférer des plaintes, ce serait plutôt dans ses intérêts que dans les miens. Et je crains bien en effet de ne plus être assez maître de moi, pour m'empêcher d'exprimer amèrement tout le chagrin que j'éprouve de ne pouvoir rien pour elle. Déjà même l'ardent amour que je lui porte m'a forcé à des actes qui ne sont nullement dans mon caractère. Elle me fait faire le sacrifice de toutes mes affections et de tous mes

Je voudrais bien pouvoir dire que je n'ai pas éprouvé d'autre maladie. Combien de fois n'ai-je pas eu l'occa-

---

penchans naturels. Aussi ai-je ₄grand besoin de ne pas perdre de vue tout ce qu'elle vaut elle-même. Que sont en effet près d'elle des considérations personnelles? Tout amour-propre ne doit-il pas être mis à l'écart? J'ai déjà fait souffrir le mien très-fortement. Mais je me surprends encore parfois à penser que je me montre trop timoré et trop difficile sur le choix des moyens. Il semble en effet que tous devraient être permis pour servir une si grande cause. Avant de me décider à renoncer la partie, comme j'ai dit que j'ai fait pendant un certain temps, et comme je crains bien d'être obligé de faire encore, je m'étais souvent demandé si je n'aurais pas dû frapper à toutes les portes, éveiller tous les échos, appeler à mon aide toutes les puissances de sa terre, même avec la perspective et l'habitude de ne rencontrer que le silence, la glace ou le dédain. Je crois que tout autre que moi, à l'ombre de l'égide non moins solide que brillante dont je puis me couvrir, eût été beaucoup plus remuant et plus exigeant, et se serait moins confié dans la bonté de la cause et dans le progrès du temps et de la raison. Il est vrai que rien ne dispose au calme et à la patience comme de se sentir fort, de se croire appuyé largement sur le droit, la vérité, l'évidence. Malheureusement le sang froid et la résignation ne sont pas ce qu'il faut pour une révolution si radicale que celle que j'ai comprise. Mieux vaudrait sans doute un enthousiasme délirant; mais l'on est bien loin de là, quand on est aussi vivement et si profondément pénétré que je le suis. Peut-être eût-il été préférable, pour ma cause, que ma conviction eût tardé davantage à se compléter; mais le moyen de repousser le torrent de lumière qui, dès le premier abord, se déroula à mes yeux?

sion de faire **sur ma** personne l'application de mes nouveaux principes ! Si je faisais l'historique de toutes mes maladies, on verrait bien que je suis une preuve vivante et incontestable de la bonté de mes principes. Je pourrais citer plusieurs médecins qui ont reconnu et avoué cette vérité.

On n'a encore jamais connu des principes généraux applicables à la pratique et à toutes ses spécialités. Voilà pourquoi on fait tant de difficulté de croire que les miens puissent être autre chose que de la pure spéculation. Je me plais à croire que c'est là l'unique fondement au seul système d'opposition qu'il paraît qu'on puisse suivre contre moi, et dont en effet on a su jusque-là tirer un grand parti. C'est avec cette arme, je ne dirai pas qu'on m'a combattu, car on n'a pas même eu besoin d'entrer en lice ouverte avec moi, mais qu'on est parvenu pendant quinze ans à me contenir dans un état de nullité et d'impuissance la plus complète. C'est par une simple force de négation et d'inertie qu'on m'a annulé et qu'on a pu jusqu'à présent protéger contre mes atteintes le misérable état de choses qui domine. Dans un temps où les esprits se sont entièrement déshabitués à écouter la voix du raisonnement, c'était une manière bien sûre de s'opposer à mes efforts tout le temps que je n'ai pu avoir d'autre arme que ma faible plume.

Le premier venu, se présentant avec quelque empirique remède, obtiendrait d'en faire l'épreuve sur des malades d'hôpital ; mais, moi, en ma qualité de novateur physiologiste, je devais être indigne d'une pareille faveur. Il est bien facile de nier les avantages pratiques de ma doctrine, en me refusant le meilleur moyen de les démontrer. Je m'étais pourtant imaginé que la franchise, jointe à la hardiesse de mes assertions, aurait inspiré quelque confiance. Je ne devais pas croire du moins qu'on me jugerait sur ce point capital sans m'avoir vu à l'œuvre. Non, je ne cesserai de le répéter, ce n'est pas une vaine théorie que celle dont j'ai découvert les bases.

Quoi qu'il en soit, aujourd'hui je crois pouvoir me permettre de donner un conseil à ceux qui l'embrassent avec le plus de complaisance, ce système ennemi : c'est de bien s'assurer, avant d'y persister, s'il sera toujours en leur pouvoir, à l'aide de ce procédé ou de tout autre, de me paralyser, et de me tenir à l'écart et me priver de mes vrais moyens de défense et de persuasion. Je crois bien que rien ne leur sera plus facile, surtout si j'en juge par le passé, et par ce qui vient d'avoir lieu encore tout récemment. Mais si, contre leur attente, il arrivait que je pusse me placer dans des circonstances quelque peu favorables à mes vues, je craindrais de réussir à démontrer que leur triomphe, ou, si l'on veut, leur erreur aura duré trop long-temps, et de les forcer à s'en repentir. Déjà même, malgré tous les obstacles, j'ai pu recueillir des documens pratiques qui pourraient, à mon avis du moins, fournir des argumens d'un certain poids contre eux. Je puis dire aussi qu'un confrère m'a assuré, il y a six mois, que j'étais déjà connu dans l'armée pour avoir une pratique des plus heureuses. Et cependant si, à cette époque, j'avais réellement cette réputation, je ne pouvais la devoir qu'à deux épreuves de très-courte durée qui ont eu lieu, l'une à Mahon, en 1830, et l'autre à Givet, en 1831. Ce qu'il y a de certain, c'est que, dans ce dernier endroit surtout, on s'est beaucoup étonné de mes succès pratiques. On ne pouvait s'en rendre raison qu'en supposant à mes salles une meilleure disposition qu'à d'autres.

Ce ne sont sans doute pas là les seules occasions où j'ai pu me distinguer de cette manière; mais ce sont les seules qui devaient être alors à la connaissance de l'armée, et vraiment les seules que j'avais encore pu bien mettre en évidence.

Je suis en effet parvenu, après douze ans des efforts les plus pénibles, à me mettre en position de recueillir un certain nombre de preuves publiques et authentiques de la supériorité pratique de ma doctrine. J'ai fini par saisir, à la vérité d'une manière encore très-précaire, et par époques courtes et interrompues, la direction de quelques salles de malades dans les hôpitaux. J'ai consigné dans mon mémoire sur le choléra, les résultats que j'ai obtenus durant l'espace d'une année de pratique. J'ose dire qu'ils répondent, à peu de chose près du moins, à ce que j'attendais et aux engagemens solennels que je n'ai pas craint jusque-là de contracter.

J'ai en effet promis qu'à l'aide des nouveaux principes que je proclame, on obtiendrait généralement plus de succès pratiques qu'on n'en obtient aujourd'hui. Je crois qu'on réussirait surtout bien plus souvent à empêcher les affections de franchir les limites de l'état aigu; l'on verrait bien plus rarement de ces monstrueuses maladies chroniques qui, en se compliquant de lésions matérielles profondes, et en habituant les principaux ressorts de la vie à une direction vicieuse , finissent presque toujours par se placer au-dessus de toute la puissance de l'art et de ses efforts les mieux dirigés.

D'un autre côté, on s'explique d'une manière bien plus satisfaisante le caractère d'incurabilité d'un état de maladie. On le comprend en envisageant cet état dans toute sa largeur et sa profondeur, dans tout son jour enfin. Ainsi, par exemple, à l'aide de ces nouveaux principes, on aurait mieux compris la gravité du choléra asiatique, qu'on ne l'a fait généralement.

Il est vrai qu'on aurait aussi mieux jugé la portée des moyens à opposer à cette variété pathologique , heureusement peu commune en Europe. Et peut-être serait-on parvenu à trouver une médication plus efficace que celles qu'on a employées. Ce n'est d'ailleurs là qu'une simple supposition que je me permets : car je n'ai pu acquérir sur ce point de notions un peu précises, par la raison que je n'ai pas été assez heureux pour me trouver sur un des points les plus maltraités par l'épidémie. Pour ma part, je n'ai eu à traiter que cinq cholériques , dont deux ont succombé. Le premier était depuis longtemps dans un état valétudinaire : son entrée à l'hôpital fut décidée par une diarrhée très-intense qui durait depuis six semaines.

L'autre a bien réellement été enlevé par le choléra. Diverses causes ont entravé l'effet et le développement de la méthode que je voulais appliquer à ce malade. Je ne veux pourtant pas prétendre que je l'aurais guéri; j'ai même plutôt la conviction du contraire ; et même, au premier abord, son mal me parut au-dessus de toutes les ressources de l'art; j'ai cru seulement voir ensuite qu'il y avait encore chez lui plus d'étoffe et de prise pour certaine médication que cela ne paraissait d'abord.

Je me proposais, pour le traitement du choléra en général, de donner une extension vraiment physiologique à des moyens très-connus, et ordinairement très-efficaces, quand ils sont portés jusqu'à leurs véritables limites.

J'avais aussi fixé mon attention sur un moyen peu en usage, mais que je jugeais pourtant très-approprié au mécanisme de l'affection; je m'en promettais de grands avantages, en le combinant d'ailleurs avec d'autres moyens non moins physiologiques que lui, et d'un usage beaucoup plus général et plus fréquemment indiqué, tels que, par exemple, les évacuations sanguines.

Car la vraie physiologie pathologique n'admet pas de méthode exclusive de traitement : elle ne reconnaît, à la vérité, qu'un mécanisme fondamental pour presque toutes les maladies; mais elle enseigne que ce mécanisme éprouve un grand nombre de modifications qui nécessitent ou permettent des médications variées. Enfin, la connaissance vraie du mécanisme vital, loin de conduire à une pratique exclusive et uniforme, enseigne d'une manière, non pas vague, mais claire et positive, qu'il est souvent nécessaire de combiner dans la même maladie les deux méthodes dites excitantes et débilitantes, qui partagent de nos jours les suffrages en deux partis également exclusifs.

Quoi qu'il en soit, le moyen peu ordinaire que je voulais appliquer au traitement du choléra m'a parfaitement réussi dans le seul cas où je l'ai employé; d'autres personnes l'ont aussi mis en usage avec un plein succès. Je crois avoir été le premier à préconiser dans un journal de l'époque l'urtication sur tous le corps (1). Je sais bien que quelques auteurs ont aussi conseillé ce moyen, mais seulement comme application au pli du bras, et dans l'intention de faciliter la saignée. On reconnaît bien là l'esprit de vues locales qui préoccupe les nouveaux encore plus que les anciens doctrinaires, et qui est si opposé au vrai caractère de la physiologie, et si loin des bases qui appartiennent réellement au mécanisme de la vie dans les animaux. Pauvre science! à quelle petitesse de vues et de moyens l'a réduite et la réduira de plus en plus ce qu'on appelle la voie de l'expérience et de l'observation! Elle risque même d'y perdre jusqu'à son nom; car bientôt en effet la médecine ne sera plus que de la chirurgie en théorie comme en pratique, et les médecins de simples appliqueurs de topiques. Quand lui sera-t-il permis de s'élever à la hauteur qui lui appartiendra sans doute quelque jour? Combien est grande la duperie des médecins, de vouloir réduire leur art à l'étude toute matérielle, locale et mécanique, de la chirurgie! Quelle déception de croire qu'il peut, par cette puérile imitation, suivre les progrès de cette dernière!

Eh quoi! M. Bouillaud, je vois aujourd'hui dans le *Nouvelliste médical* du 4 mai 1833, que vous vous livrez à une pratique large et élevée, que vous donnez aux

---

(1) *Le Nouvelliste politique*, du 30 avril 1832.

évacuations sanguines une extension raisonnable. Est-ce dans les principes qui dominent que vous puisez vos inspirations ? Vous me permettrez d'en douter. Vous devriez être au moins bien disposé en faveur de ceux qui ne dominent pas du tout. Vous y trouveriez des notions à peu près certaines pour vous diriger dans l'emploi d'une médication si éminemment physiologique ; elles vous feraient connaître les véritables limites qu'elle comporte : car, souffrez que je le dise , je crains bien que sans elles vous ne soyez exposé, soit à aller trop loin, soit, malgré votre hardiesse, à vous arrêter trop tôt. Mais courage, M. Bouillaud , ce dernier écueil est bien plus difficile à éviter, et on le rencontre bien plus souvent que l'autre. Combien j'ai vu d'efforts dans le sens des vôtres se briser contre lui !

La variété pathologique, qu'on appelle péripneumonie , celle que M. Bouillaud paraît avoir combattue avec un grand succès , est sans contredit ce qu'on croit de plus connu, de mieux déterminé en médecine. Eh bien ! on peut l'observer et la traiter encore des milliers d'années d'après les vues qu'on a, on ne sera pas encore arrivé au point de saisir toutes les nuances qu'elle offre à la pratique ; tandis que la connaissance du mécanisme vital, sur les bases que j'ai établies, conduit naturellement à ce résultat. C'est en effet à l'aide de cette connaissance qu'on parvient à distinguer, d'une manière très-approximative du moins, les variétés de cette affection qui peuvent se passer des saignées, et qui permettent même l'emploi des moyens en apparence tout opposés : celles où il ne faut qu'une ou deux saignées, les cas où il en faut davantage, et jusqu'à quel nombre il convient de les porter : et l'on reconnaît qu'il est parfois nécessaire d'aller plus loin que M. Bouillaud n'annonce avoir été.

Il est aussi des cas où la saignée est contre-indiquée, où elle ne peut que hâter la mort du malade. Or, la vraie physiologie pathologique apprend aussi à éviter ce danger.

Toute la puissance de la médecine dominante se borne à reconnaître vaguement la nécessité de la méthode antiphlogistique. C'est là tout ce qu'elle pourra jamais retirer de ses tâtonnemens, de toutes ses recherches sur les vivans et sur les morts : elle est à mille lieues de pouvoir apprécier la portée de cette méthode, et il faut bien se garder de la croire sur parole, lorsqu'elle proclame l'impuissance des saignées dans tel ou tel cas, sur le seul motif que ce moyen n'aura pas répondu à ses aveugles et débiles essais. C'est à la physiologie, et non à l'empirisme ou à la routine, comme on voudra appeler la marche actuelle, qu'il appartient de rechercher les véritables limites de cette héroïque médication.

Combien est vague et superficielle la doctrine de Brown ! Ne dirait-on pas que c'est le premier coup d'essai qu'on a tenté en théorie ?

Elle a bien raison, cette médecine, dite aujourd'hui de symptômes et d'observation, de ne pas vouloir entendre parler de physiologie, car elle serait obligée de prêter l'oreille à des vérités un peu dures ; non pas à des vérités de pur raisonnement, comme elle le dit, mais à des vérités de pratique, et, qui plus est, de pratique journalière, de tous les instans.

Ainsi, ne la voit-on pas à tout moment s'arrêter à la première, à la deuxième ou à la troisième saignée? C'est bien rare qu'elle se hasarde jusqu'à la quatrième, lorsque c'est souvent à la sixième, septième, huitième ou neuvième qu'il faut aller, et quelquefois même plus loin.

Voilà bien M. Bouillaud qui lui donne une leçon, à cette faible et peureuse médecine, en allant habituellement jusqu'à la sixième saignée; mais ce ne peut être qu'une leçon perdue pour elle, comme les essais de tout genre, passés, présens et futurs, tant qu'on ne les rattachera pas aux principes de la véritable physiologie.

Dans le chaos qui règne, les choses les plus saillantes ne peuvent produire aucun résultat général et durable; les lumières les plus vives ne brillent qu'un instant. Les succès pratiques eux-mêmes, qu'on a l'air de rechercher avec tant d'empressement, qu'on affectionne d'un amour exclusif, se perdent en conséquences vaines et stériles; enfin, les événemens les plus remarquables, les épidémies de toutes sortes ont beau se succéder, la nature entière s'ébranlerait jusque dans ses fondemens, elle se retournerait dans tous les sens, que la médecine dominante n'apercevrait aucune vérité nouvelle. C'est qu'en effet elle est bien loin d'être progressive de son naturel; elle est moins que stationnaire, elle ne peut que rétrograder.

Mais pour en revenir à l'extension qu'on doit donner aux saignées, je répéterai ici ce que j'ai dit quelque part : c'est que les premières saignées ne font souvent que préparer la voie à des saignées subséquentes. Sans doute, on doit croire que sans ces premières évacuations, on n'arriverait pas au terme du succès; mais il est de fait qu'après un plus ou moins grand nombre, il semble, dans bien des cas, qu'on n'est pas plus avancé après qu'avant; et si l'on s'arrête à ce point, on n'obtient rien, on perd tout le fruit de ses efforts, tout l'effet des cinq ou six saignées qu'on a déjà pratiquées. Il est évident qu'on doit continuer : c'est à la septième, huitième ou neuvième, qu'est réservé l'honneur du triomphe.

Ne voit-on pas en effet qu'après un certain nombre, le pouls n'a pas perdu de sa force; souvent même il est plus élevé et plus plein qu'au commencement. Mais le malade a déjà perdu tant de sang : qu'importe? Ce n'est pas le sang, c'est la puissance nerveuse qui est la principale base de la vie; tant qu'elle conserve assez d'énergie, vous ne devez pas vous inquiéter du reste. D'ailleurs, c'est à elle qu'est confié le renouvellement du sang, et il est facile de voir qu'elle s'acquitte bien de cette commission dans les circonstances que nous supposons ici, dans le cas où elle est en excès d'action sur tous ses points, dans tous ses foyers principaux, ainsi que cela a lieu, en effet, dans toutes les variétés maladives, dites franchement inflammatoires. A la faveur de la communication directe établie entre le sang et les nerfs, de la circulation continuelle qui se fait, du principe de vie, du sang dans les nerfs et des nerfs dans le sang, les saignées agissent presque aussi immédiatement sur ces organes que sur les vaisseaux sanguins eux-mêmes. Il s'en faut bien que ce soit là, comme on le dit généralement, une opération toute matérielle et mécanique ; elle est au contraire toute vitale ou nerveuse.

Je puis bien affirmer que, depuis un assez grand nombre d'années, je n'ai pas perdu une seule fluxion de poitrine ayant réellement le caractère aigu, et offrant prise aux évacuations sanguines. J'en ai pourtant passablement traité, surtout depuis que j'ai pu avoir des malades dans les hôpitaux. Le plus ordinairement je me borne à un petit nombre de saignées, et même à quelques applications de sangsues; mais il m'est arrivé fréquemment d'être obligé de les porter à un bien grand nombre, et dans ces cas-là même, j'ai toujours obtenu des convalescences franches et bien peu prolongées au-delà du terme ordinaire. Ces jours derniers encore, est sorti de mes salles, parfaitement rétabli, le nommé Jouanneau, soldat au 55ᵉ de ligne, à la suite d'une péripneumonie qui a exigé cinq saignées, et trois fortes applications de sangsues. L'expectoration sanguinolente a continué jusqu'aux dernières évacuations sanguines. Je suis bien persuadé que mon homme serait mort, si je me fusse arrêté plus tôt. Peut-être serait-il resté phthisique ou hydropique, comme cela se voit encore très-fréquemment.

Le plus grand obstacle que je reconnaisse maintenant à la guérison de ces sortes de maladies, c'est la malheureuse prévention des malades contre la saignée : prévention, du reste, bien pardonnable chez eux, quand on la voit partagée et entretenue par tant de médecins même. En général, ceux-ci en ont presque autant de peur que les malades; ils ont l'habitude de s'en abstenir, même dans les cas où son innocuité est au plus haut degré d'évidence; toute leur attention est absorbée par de misérables considérations locales , qui les engagent tout au plus à l'application de quelques sangsues. Pendant ce temps, le mal a bientôt gagné du terrain; il ne tarde pas à se compliquer réellement de lésions organiques profondes et incurables , tout en ayant l'air souvent de perdre de son intensité dans ses symptômes extérieurs et généraux. Mais ce n'est que son degré d'acuité qui diminue, à mesure qu'il se rapproche de l'état de chronicité; il ne fait que changer de forme.

Je sais bien qu'on a la douce habitude de prendre ce changement pour une métamorphose même, pour une transmutation d'une maladie en une autre. On est si facile aujourd'hui à créer des espèces ! Ainsi , on se console en disant qu'on a guéri la première maladie , et que c'est la seconde qui a tué le malade. La pleurésie a bien été combattue , dit-on; mais la phthisie est venue prendre sa place , et l'on sait que celle-ci n'est pas d'aussi bonne composition que l'autre. On se laisserait moins abuser par cette apparence vaine et trompeuse, si l'on connaissait mieux toute la profondeur et l'étendue originaires du mal , et la valeur d'un moyen curatif qu'on a tous les jours sous la main.

Si du moins ces étroites théories sur les fluides et les solides , cette médecine de tissus , ne s'appliquaient qu'à des variétés maladives de peu d'importance, qu'à des états pathologiques qui se montrent accessibles aux moyens les plus divers , ou qui se prêtent parfaitement à une pratique tout-à-fait expectante , tels que , par exemple , la plupart de ces cas que les uns appellent gastrites, et les autres embarras gastriques : alors la pusillanimité, le tâtonnement, auraient des résultats moins regrettables. Il ne s'agirait, en effet, le plus ordinairement, que d'un peu plus ou d'un peu moins de temps dans la durée de la maladie.

Avec sa méthode de traiter ces sortes d'affections, ces légères altérations vitales, M. Broussais ne devrait jamais trouver l'occasion de s'assurer par l'anatomie pathologique si elles se compliquent de lésions matérielles. Je sais bien que pour moi je serais très-empêché de me livrer à cette espèce de recherches ; mais je comprends bien, que si on laisse le mal s'accroître jusqu'au point de produire la mort, on ne doit pas être en peine de rencontrer des désorganisations sur le cadavre.

Quoi qu'il en soit, la pratique n'est que jusqu'à un certain point intéressée dans la lutte établie sur ce terrain entre M. Broussais et ses antagonistes. L'arène pourrait même continuer de comprendre, sans beaucoup d'inconvéniens, tout le domaine de ces fâcheuses variétés pathologiques, connues sous les noms antiques de fièvres putrides, adynamiques, ataxiques, etc. : car de quelque manière qu'on les envisage et qu'on les traite, on n'en triomphe guère. Les excitans et les débilitans ne sont guère plus heureux les uns que les autres.

Pour mon compte, je crois connaître un peu mieux qu'on ne l'a fait jusqu'à présent, la nature et le véritable siége de ces affections. Je pense aussi qu'on doit leur opposer concurremment les toniques et les antiphlogistiques, qu'il faut chercher à affaiblir la partie de la puissance nerveuse qui se montre trop exaltée, et à relever celle qui est affaiblie, et comme épuisée; qu'il convient de combattre en même temps l'exaltation interne et la faiblesse extérieure; que ce devrait être là la vraie manière de rétablir l'équilibre entre les deux appareils nerveux : car leur intégrité à l'un et à l'autre est également nécessaire à l'entretien de la vie générale. Mais j'avoue que cette doctrine ne m'a pas encore conduit à des résultats pratiques plus satisfaisans que ceux qu'on a obtenus jusque-là : seulement je crois comprendre un peu mieux la gravité du mal. Je reconnais que l'équilibre entre les deux appareils nerveux est trop fortement troublé, pour pouvoir être ramené facilement. D'ailleurs, je n'ai encore eu que trop peu de facilités et d'occasions pour me livrer, sur ce point, aux essais que pourrait me suggérer ma nouvelle manière d'envisager la vie. Je désirerais bien que les essais de M. Bouillaud, sur l'application du chlorure de chaux au traitement de ces sortes de maladies, continuassent à être heureux. Je croirais comprendre l'effet d'un excitant doux et léger, qui stimulerait et tendrait à relever l'appareil cérébral affaibli, sans augmenter l'exaltation ganglionnaire.

Mais il s'en faut beaucoup que cette funeste influence de vues locales et matérielles soit réservée pour des cas simples et de faible intensité, ou pour des cas d'une thérapeutique douteuse, qui repoussent évidemment toute méthode exclusive, et peuvent, jusqu'à un certain point, s'accommoder de l'aveugle éclectisme : tous les jours on la voit dominer dans des circonstances les plus impérieuses et les mieux tranchées, dans les maladies qui offrent au plus haut degré ce qu'on appelle le caractère inflammatoire, et qui montrent le plus de tendance à outre-passer les limites de l'état aigu, à se compliquer de désorganisation, à atteindre enfin le degré de l'incurabilité.

La variété maladive qui a reçu le nom de dysenterie est de ce nombre, surtout lorsqu'elle est environnée de certaines circonstances; lorsque, par exemple, elle règne épidémiquement et au milieu des camps. Chez le soldat en campagne, qui abuse à l'extrême des liqueurs fortes, ou qui essuie toutes sortes de privations, qui n'a que des alimens grossiers et malsains, la période favorable dans cette maladie est très-fréquemment de courte durée, et l'on devrait montrer plus d'activité et d'empressement qu'on ne fait d'habitude pour la mettre à profit.

Si l'on connaissait un peu mieux la physiologie, on saurait aussi mieux distinguer les variétés de cette affection qui demandent une médecine agissante, qui exigent, non pas seulement des saignées de sangsues, mais bien aussi des saignées par la lancette, d'avec celles qui peuvent très-bien se passer de ces moyens; et pour cela, il ne serait pas nécessaire d'une séméiologie bien compliquée. On verrait que l'étude du pouls, bien appréciée, serait tout ce qu'il faut. C'est du moins, pour mon compte, presque toujours le seul guide que je consulte dans les maladies, dans les dysenteries, aussi bien que dans toute autre affection, à l'état aigu surtout.

Dans ces derniers temps, j'ai eu occasion de me trouver sur le théâtre d'épidémies dysentériques très-meurtrières, qui enlevaient surtout les malades dans les pé riodes chroniques de la maladie. C'était au point que dans la dernière on a craint la présence du choléra dans quelques localités. Pendant trois mois que celle-ci a duré, j'ai eu à traiter pour ma part un bon nombre de malades : eh bien ! je puis affirmer que je n'ai pas perdu plus de quatre dysentériques, et seulement parmi ces individus qui n'entraient à l'hôpital qu'après une longue durée de leur mal et diverses tentatives de traitement. Tous les autres se sont parfaitement rétablis, sans passer par les périodes chroniques, qui, je crois d'ailleurs, ne pardonnaient jamais ; et cela se conçoit bien , quand on a été témoin de ce qui se passait ailleurs que dans mon hôpital, quand on a vu les monstrueuses complications organiques qui étaient la suite de l'affection prolongée.

Au plus fort de l'épidémie , tandis que les hommes mouraient comme mouches, sur plusieurs autres points, j'ai passé les six premières semaines sans perdre un seul malade. Ce n'a été qu'après cette époque que j'ai perdu mes quatre dysentériques et un assez grand nombre de fièvres typhoïdes : car telle est la marche de ces épidémies dysentériques , qu'elles finissent presque toujours par revêtir le caractère de ces dernières affections , lorsqu'elles se prolongent un peu de temps. C'est que la maladie agit sur des hommes de plus en plus fatigués par les circonstances insalubres au milieu desquelles vivent les nombreux rassemblemens de troupes. Alors les affections doivent avoir un caractère plus intense , plus invétéré et plus grave.

Pour mon début dans la pratique de la médecine mi-

litaire, j'ai eu à diriger pendant une quarantaine de dix jours, dans un lazaret, deux cent cinquante fiévreux, dont plus des deux tiers étaient dysentériques. Ils avaient resté en mer, je ne me rappelle plus au juste combien de jours, je crois six ou sept. A la fin des dix jours, presque tous étaient convalescens. Il n'y eut réellement d'exceptés que ceux, heureusement en petit nombre, dont la maladie avait, à leur arrivée, déjà revêtu le caractère chronique. Un seul a péri; il n'avait que le souffle au débarquement, et se perdait par le sang, sortant à flots par l'anus. Il est vrai qu'il y en avait beaucoup d'autres qui n'étaient guère moins affectés que lui. Il est mort dans les premières 24 heures.

Je me rappelle toujours l'étonnement des jeunes chirurgiens qui suivaient ma visite, en m'entendant prescrire la saignée pour des hommes en apparence si épuisés, et qui avaient déjà, la plupart, perdu tant de sang par l'anus. Ils ne pouvaient pas savoir que le physiologiste ne doit pas s'en rapporter aux apparences extérieures, que son examen doit se diriger vers le centre de la vie, que c'est à la base même du mécanisme de l'existence qu'il doit rechercher des indices pour établir son pronostic et faire choix de ses moyens curatifs. Dans toute la série de symptômes qu'on a coutume de consulter, il n'y en a pas de meilleur que le pouls. Lui seul, en effet, peut suffire, la plupart du temps, surtout dans les maladies aiguës, pour faire apprécier au juste les différens degrés de force ou de faiblesse des principaux et vérita bles ressorts de l'existence.

La faiblesse générale est inséparable du trouble des

deux appareils nerveux, et il est rare qu'elle doive être prise en considération dans les maladies aiguës. Je ne connais d'exception que pour les variétés maladives qu'on appelle fièvre putride , ataxique , fièvre jaune ou pestilentielle. Cet état de prostration doit en imposer, car il coïncide réellement avec un épuisement profond de l'un des deux appareils nerveux.

Mais, au reste, cet épuisement s'apprécie encore bien mieux à l'aide du pouls que par le degré de faiblesse des forces générales ; c'est toujours le guide le plus sûr ; et même, dans le cas que nous supposons ici, il prouve assez souvent que l'affaiblissement de l'action nerveuse n'est pas toujours en rapport avec celui des forces générales : on lui trouve parfois assez d'élévation pour pouvoir se permettre quelque évacuation sanguine. Il n'y a pas encore long-temps que j'ai eu recours à ce moyen dans une fièvre adynamique avec une certaine extension et avec un plein succès.

Ainsi, la faiblesse générale ne doit contre-indiquer la saignée qu'autant qu'elle est accompagnée de la faiblesse du pouls : encore cette contre-indication n'est-elle bien impérieuse que dans les fièvres thyphoïdes , car dans les autres variétés aiguës de l'état de maladie, c'est plutôt de la réserve dans l'emploi de ce moyen qu'elle commande, qu'une abstention absolue. C'est alors qu'il convient d'avoir recours à de faibles applications de sangsues, afin de donner le temps à l'action nerveuse cérébrale et au pouls de se relever, et pour faciliter cette opération vitale. Ensuite, lorsqu'on est assez heureux pour obtenir ce résultat, on peut prescrire des saignées plus abondantes, s'il en est besoin.

C'est là du moins la conduite que j'observe ordinairement, et que j'ai surtout suivie dans mes épidémies dysentériques. Je ne m'en suis écarté qu'une fois, par inadvertance, et je m'en suis fortement repenti ; je puis bien l'avouer, ç'à été pour le malheureux dont j'ai parlé plus haut, et qui est mort dans les premières vingt-quatre heures de son débarquement. Je voudrais être plus sûr que je ne suis que je n'aurais pas obtenu un meilleur résultat, si, au lieu d'une application de trente sangsues que je fis faire, je n'en eusse ordonné que huit ou dix, ou si même je me fusse borné à l'usage de quelques lavemens émolliens et du laudanum en potion. Je reconnais à ce dernier moyen, employé avec ménagement, la faculté de relever l'action nerveuse cérébrale, et, par conséquent, le pouls ; on sait aussi qu'il a, à un très-haut degré, la propriété d'arrêter le flux dysentérique, et j'ai coutume de me borner à son usage pour ce cas toutes les fois que je trouve le pouls en bon état, lorsqu'il n'y a pas de fièvre apparente, ainsi que cela se voit très-fréquemment ; mais si le pouls est agité, fort et élevé, l'opium est plus nuisible qu'utile.

J'ai dans ce moment même un exemple très-remarquable de faiblesse générale unie à la faiblesse du pouls.

Observation.

Le nommé Sejotte, soldat au 19e régiment d'infanterie légère, d'une complexion en apparence délicate, et revenu depuis peu de temps d'un congé de convalescence, est entré le 9 mai à l'hôpital. A ma visite du 10, j'ai reconnu les principaux symptômes suivans :

Débilité générale très-grande, décubitus en supination, peau sèche, langue humide, mais noire et fortement déprimée vers son centre ; pouls extrêmement petit, mou et précipité : d'ailleurs, aucune douleur locale, le bas ventre dans son état de souplesse naturelle.

La médecine dominante appellerait sans doute cet état de maladie une fièvre typhoïde ou bien une entéro-gastro-céphalite. Pour moi, la principale considération, c'est l'état du pouls. Je ne m'inquiète pas du nom, et c'est seulement pour me conformer à l'usage que je l'ai fait noter sur le cahier comme une fièvre gastrique, et j'ai fait ajouter à l'observation : «avec symptômes adynamiques. »

Prescription. 1ᵉʳ jour, le 10, limonade gommeuse, deux potions acidulées, quinze sangsues à l'épigastre. (Je choisis souvent ce siége comme étant très-commode pour l'application : tout autre me serait du reste égal, car je n'attache d'idée locale ni à la maladie, ni à cette espèce d'évacuation sanguine ; je réserve ces vues pour les maladies externes.) Le 11, aucun changement manifeste dans l'état du malade : limonade, potions acidulées, lavement laxatif. Le 12, mêmes boissons et quinze sangsues. Le 13, mêmes boissons. Le 14, mêmes boissons; et, comme le pouls semble un peu élevé, saignée de 12 onces, et demi-lavement émollient. Le 15, le pouls est plus fort, la sécheresse de la peau est moindre : mêmes boissons et 20 sangsues à l'anus (dans l'espérance d'ob-

tenir plus de sang dans cettepartie que dans toute autre).
Le 16, changement peu sensible : mêmes boissons, sina-
pismes aux mollets, dans l'idée de stimuler et de relever
l'appareil nerveux cérébral. Le 17, la moiteur de la peau
est plus grande, le pouls plus élevé, mais toujours agité :
mêmes boissons et deux demi-lavemens émolliens. Le 18,
langue pleine et blanche, de noire et déprimée qu'elle
était encore la veille. Le malade se plaint d'avoir le dé-
voiement depuis deux jours : eau de riz gommeuse et potion opiacée, 15 sangsues au bas-ventre. Le 19, la diarrhée a cessé, le mieux se soutient : même tisane, deux
potions gommeuses et deux demi-lavemens émolliens.
Le 20, le pouls est aussi élevé que possible ; mais comme
il est encore agité, je prescris 20 sangsues aux cuisses. Aujourd'hui, pour la première fois, j'apprends qu'il existe une
abondante expectoration, qui avait échappé à ma connaissance à la faveur d'un renouvellement fréquent du
sable qu'on met dans le crachoir. Cette circonstance ne
me surprend que jusqu'à un certain point, car je sais
bien que dans tout état maladif de cette force, la vitalité
des poumons n'est pas moins entreprise que celle de tous
les autres organes de l'intérieur, et cela, soit qu'ils
fournissent ou qu'ils ne fournissent pas de symptômes
bien sensibles d'affection.

Mais il paraît du reste que ce phénomène date de loin,
qu'il existait à un degré moindre avant le développement
des derniers accidens. Or, cette ancienneté peut faire
craindre plus de difficultés pour la guérison. Je ne voudrais pas répondre que le tout ne se terminera pas par
la phthisie. Cependant il y a une amélioration réelle

dans l'état aigu et général du malade. J'espère encore qu'il n'y a pas affection organique des poumons.

Le 21, le pouls est plus développé et moins agité que de coutume; la peau est chaude et halitueuse, la langue blanche et humide, l'expectoration bien moins considérable que la veille : eau gommeuse et potion kermétisée , lavement émollient. A trois heures du soir les batemens du cœur sont aussi élevés et aussi réguliers que dans l'état naturel. Le 22 , le pouls est un peu plus agité que la veille , la pression excite une légère douleur au bas-ventre : c'est que le malade, sans mon ordre, a pris hier du bouillon gras ordinaire , moi qui comptais commencer aujourd'hui l'alimentation par un bouillon de veau très-léger. Je regrette d'être obligé de faire partir ce soir même pour Paris cette seconde partie de mon travail, ce qui me fait craindre de ne pouvoir publier la suite de cette maladie. Mais dès à présent je considère mon homme comme entrant en convalescence. Il est à croire que je n'aurai plus besoin de recourir aux évacuations sanguines. Cependant, s'il en était besoin, je ne m'en ferais pas faute ; car aujourd'hui il y a plus de sang dans les veines qu'il n'y en avait les premiers jours. Il y a surtout une répartition plus égale de ce fluide entre le centre et la circonférence du corps. L'exaltation insolite de l'appareil nerveux ganglionnaire a cédé ou considérablement diminué, et l'action de l'appareil cérébral (1) s'est relevée. L'équili-

---

(1) On verra plus loin que je donne le nom de cérébral à l'ensemble du système nerveux, dit de la vie animale, le cer-

bre s'est peu à peu rétabli entre ces deux grandes divisions de l'atmosphère nerveuse. Le temps, une diète appropriée et la continuation des boissons adoucissantes suffiront probablement pour le rendre parfait. Je ne vois guère autre chose maintenant à craindre que les imprudences et les écarts de régime qu'il est si difficile d'éviter avec le soldat.

Je crois que la marche lente et progressive que j'ai suivie dans ce cas, en n'ordonnant que des évacuations sanguines, faibles mais répétées, est préférable à une médecine plus active, à l'habitude où sont quelques médecins de faire des applications de quatre-vingts ou cent sangsues à la fois.

C'est surtout dans les fièvres typhoïdes que le mécanisme vital se refuse à ces brusqueries.

Quoiqu'on doive la considérer comme étant à l'état aigu, l'exaltation insolite de l'appareil ganglionnaire, dans ces cas, est profonde, persistante et comme invétérée. Je suis persuadé que ce n'est que progressivement et peu à peu qu'on peut la forcer à céder; d'autant mieux que son invasion s'opère le plus ordinairement d'une manière lente, et sous l'influence de causes plutôt persistantes qu'actives. Elle revêt d'abord la forme d'une maladie légère, de ce qu'on appelle une simple gastrite; et il est rare enfin qu'on soit appelé à la traiter à son début.

J'ai consigné dans mon mémoire sur le choléra une

---

veau compris. Je crois qu'il y a harmonie d'action orgasinatrice et vivifiante entre toutes les parties de cet appareil, ainsi qu'harmonie d'affection.

exception à cette marche de la maladie, dans son invasion et dans sa guérison. Développée dans toute sa force ou du moins avec toute son apparence, dans l'espace de vingt-quatre heures, et, prise dès le lendemain, elle a cédé à quatre jours de traitement ; mais je répète que cela ne peut être que très-rare.

Il est même déjà assez étonnant que j'aie pu obtenir, chez le dernier malade, un succès si prononcé en douze jours de temps. Il est vrai qu'on doit croire que la maladie, quoique en apparence très-forte, n'avait sans doute pas toute l'intensité qu'elle présente dans bien d'autres cas, notamment dans les épidémies de typhus, où la plupart du temps elle n'offre prise à aucune espèce de médication. Les évacuations sanguines elles-mêmes, de quelque manière qu'on les administre, ne font qu'augmenter, à pure perte, la faiblesse de l'action nerveuse cérébrale, et, par conséquent, la faiblesse du pouls et celle des forces extérieures : la mort n'en arrive que plus promptement.

D'un autre côté, il y a un danger évident dans l'administration de fortes saignées pour ces cas. La puissance nerveuse cérébrale est visiblement aussi nécessaire que la ganglionnaire à l'entretien de la vie, et c'est sur elle que semble agir plus directement toute espèce de médication, particulièrement la saignée. Or, dans les fièvres typhoïdes, elle se montre extrêmement affaiblie ; elle est comme épuisée par l'exaltation ganglionnaire, qui paraît avoir absorbé presque tout le principe de la vie. Eh bien ! si l'on pratique de trop fortes saignées, on risque, ou de l'éteindre tout-à-fait, ou de la mettre hors d'état de toute réaction. Il ne faut pas perdre de vue que si l'on a à combattre une exaltation insolite de l'appareil ganglionnaire, on a aussi à prévenir l'anéantissement de l'appareil cérébral, par lequel, du reste, commence toujours la mort générale.

Sans doute je suis plus partisan que qui que ce soit de la saignée; mais il ne faudrait pas croire que je la prodigue hors de propos. Je sais m'en abstenir fort souvent. Je crois même mieux connaître que tout autre les cas où l'on peut s'en passer, et le point auquel on doit s'arrêter, quand on y a recours. Mais quand je n'y vois aucune contre-indication réelle, j'avoue que je me livre à cette médication avec la plus entière sécurité, et que j'ai souvent lieu de m'affliger de la résistance que les malades opposent. Depuis quinze ans, je n'ai encore trouvé qu'une seule fois l'occasion de me repentir de ma confiance; mais c'est pour avoir oublié un moment une des premières règles sur lesquelles je fais reposer cette méthode.

Où en serais-je, moi personnellement, si je n'avais pas secoué le joug de ces vaines préventions contre ce puissant moyen? Combien de fois ai-je été condamné à mort par la médecine dominante! et combien de fois ai-je été forcé de m'administrer jusqu'à dix ou douze saignées dans la même maladie, pour me tirer d'affaire? Encore au mois de janvier dernier, il m'en a fallu huit en quelques semaines, pour me débarrasser d'une toux qui durait depuis un an, et qui avait, dans les derniers temps surtout, toutes les apparences d'une vraie phthisie.

C'est bien souvent en effet avec moins de raisons qu'on

se prononce sur l'existence de cette variété maladive, qu'on admet la présence de lésions matérielles, profondes et chroniques, dans les poumons; et l'on part de cette idée, soit pour abandonner le mal à lui-même, soit pour ne le soumettre qu'à un traitement étroit et insignifiant.

Il n'est pas douteux que ces sortes de complications de l'état de maladie, quand elles existent bien réellement, et qu'elles ont une certaine étendue, et quelque peu d'ancienneté, constituent un obstacle insurmontable et au-dessus de toutes les ressources de l'art. Les saignées même ne font souvent qu'aggraver l'état du malade, qu'abréger ses jours. Mais combien on se montre encore trop disposé à les admettre, ces lésions matérielles, et à se laisser imposer par elles !

Ce n'est sans doute pas si fort pour l'état chronique que pour l'état aigu; c'est-à-dire qu'on se trompe moins souvent à cet égard, que la désorganisation est réellement bien plus fréquente dans l'un que dans l'autre état. Mais pour le premier même, les conséquences de cette funeste habitude de vues locales ne laissent pas d'être encore extrêmement graves. Il est, en effet, une foule de variétés chroniques de l'état de maladie qui sont exemptes de toute lésion matérielle, et qui se trouveraient bien d'une médication plus générale et plus énergique que celles qu'on a coutume d'adopter.

On se donne beaucoup de soins pour les reconnaître, ces sortes de complications organiques, pour déterminer leur siége, leur étendue, leur forme, etc. Que résulte-t-il de là? une thérapeutique locale, qui ordinairement n'aboutit à rien. S'il était possible de les guérir, ce se-

rait encore plutôt à l'aide de vues générales et d'un traitement analogue.

Si cependant ces recherches servaient à faire bien
distinguer les cas qui sont exempts de ces lésions d'avec
ceux qu'elles compliquent, elles pourraient avoir un but
d'utilité, elles fixeraient le pronostic et décideraient du
choix entre une médecine agissante ou simplement palliative.

Mais dans l'esprit de la médecine dominante, l'état
de maladie n'existe jamais sans ces complications, surtout dans les périodes chroniques, ou plutôt il n'existe
que par elles. Quand rien ne les rend accessibles à nos
sens, on les suppose, ou on s'en rapporte à des signes
souvent les plus illusoires, les moins caractéristiques.
C'est ainsi qu'ils sont matériels et palpables, les documens sur lesquels cette médecine se fonde.

Dans les maladies chroniques, le pouls n'est pas, à
beaucoup près, un guide aussi sûr que dans les aiguës.
Après un certain temps de durée de l'état pathologique,
il survient un changement très-sensible, non dans les
élémens mêmes du mécanisme sur lequel cet état repose, mais dans le jeu des principaux ressorts qui constituent ce mécanisme.

Les nerfs finissent par s'habituer jusqu'à un certain
point à l'état anormal; leur agitation devient moins tu-
multueuse, leur exaltation générale se calme. C'est là
ce qui amène souvent, à la longue, la guérison des malades. C'est le fondement de la médecine expectante.

Cependant il arrive aussi très-fréquemment que le
trouble nerveux se prolonge indéfiniment, soit qu'il y

ait ou qu'il n'y ait pas de complications matérielles. Il est moins sensible, mais il n'en est pas moins réel. Ainsi que dans l'état aigu, il se trouve toujours quelque organe qui se montre mieux disposé que les autres à manifester la part qu'il prend à ce trouble sourd, latent et général. Et c'est en effet vers celui qui fournit les signes les plus saillans, que la médecine dominante a coutume de concentrer tous ses regards. C'est sur ce point qu'elle place le prétendu siége de l'affection.

Ou bien s'il existe quelque complication matérielle, le mal devient réellement plus prononcé vers le point qu'elle occupe, tandis que l'altération vitale diminue partout ailleurs. L'affection semble alors en effet se localiser et se matérialiser. On conçoit que c'est dans ces sortes de variétés chroniques de l'état de maladie, qu'on peut trouver quelque apparence de fondement pour toute cette médecine étroite et locale qu'on pratique aujourd'hui.

Dans ces différens cas, il est assez fréquent de voir le pouls dans un état satisfaisant, et même presque naturel. Du moins son trouble ne répond pas à la gravité réelle du mal, et il pourrait bien induire en erreur à cet égard, si on se bornait à ne consulter que lui.

Je dis que cette observation est assez fréquente; mais ce n'est pourtant pas, je crois, ce qui a lieu le plus ordinairement, surtout lorsque la maladie est encore peu ancienne; et, malgré son peu d'expression habituelle dans les maladies chroniques, le pouls est encore le signe le plus constant et le plus sûr de tous ceux qu'on connaît; on peut au moins s'en rapporter à lui jusqu'au moment où l'on acquiert, d'une manière ou d'une autre, des preuves matérielles de la présence de lésions organiques incurables : et, tant qu'on le trouve dans des conditions favorables, on peut, sans aucun inconvénient, pratiquer la saignée, et la renouveler autant de fois qu'il en est besoin.

Du reste, le pouls ne peut donner aucun indice certain, relativement à l'existence et à la nature même de ces lésions locales; car son trouble ne se rapporte qu'à l'altération de la vitalité générale, et non à celle de tel ou tel organe en particulier. Tout ce qu'on a écrit sur ce prétendu rapport n'est que chimère : c'est tout au plus s'il existe à l'égard des affections organiques du cœur lui-même. Je sais bien que ces lésions locales et matérielles, deviennent cause entretenante secondaire de l'état de maladie; mais elles se confondent avec l'affection générale primitive, et leur rôle reste toujours sourd et obscur dans le mécanisme vital. C'est bien à tort qu'on leur attribue exclusivement les mouvemens éloignés, dits sympathiques, qu'on voit survenir de temps à autre sur quelque point de l'atmosphère nerveuse. D'ailleurs, ces phénomènes sensibles ne sont eux-mêmes que des points saillans d'une affection générale, non pas, à beaucoup près, toujours latente, mais souvent peu visible dans son ensemble. Les mouvemens vitaux résultant des maladies, sont presque toujours généraux, et non isolés, comme on le croit. C'est ce qu'on comprendra bien, quand on connaîtra tout le degré d'harmonie d'action et d'affection qui existe entre les diverses parties des deux appareils nerveux.

Je terminerai là cette première série de réflexions
générales. C'est à M. Bouillaud que je dois d'être entré
dans ces considérations pratiques sur la saignée. Du moins
j'ose espérer qu'on ne leur refusera pas ce caractère. Je
dois en remercier cet honorable professeur, et en même
temps lui demander pardon de la liberté que j'ai prise
de lui adresser une allocution; car un professeur de faculté, c'est pour moi un seigneur et maître.

Je dois aussi des excuses au lecteur pour mes redites,
pour la répétition des mêmes idées, peut-être aussi des
mêmes phrases qu'il pourra rencontrer dans ce qui suit.
J'ai si peu de temps à moi, que je n'ai pas même relu
ma première édition avant de me livrer à ce nouveau
travail. D'un autre côté, les circonstances où je suis encore aujourd'hui me permettent moins que jamais de
m'arrêter à des défauts de forme.

DEUXIÈME PARTIE.

Réflexion faite, je consignerai ici un aperçu général
des résultats pratiques que j'ai obtenus à l'hôpital de
Nancy, depuis mon entrée dans ce service, qui a eu lieu
le 23 mars 1852, jusqu'à fin de mai 1833. J'espère que
ce travail arrivera à Paris assez à temps pour être impri-
mé à la suite de mon introduction, dont il sera la continuation et la fin (1).

____

(1) *Voyez* la remarque à la page 19.

Aperçu de quatorze mois et neuf jours de pratique.

Je n'ai tenu note que des pertes que j'ai à regretter dans ce laps de temps. C'est que jusqu'à présent je n'ai pas eu d'autre intention que celle d'établir sous ce rapport un parallèle entre mes nouveaux principes et ceux qui dominent. Je suis persuadé qu'au milieu de la confusion qui règne parmi ces derniers, c'est entièrement perdre son temps et sa peine que de s'amuser à décrire des succès pratiques, même les plus remarquables. C'est bien en vain qu'on fait parade d'une exigence inflexible pour ce qu'on appelle les faits et l'expérience; on n'en retirera jamais aucune instruction de quelque valeur, tant que les idées ne changeront pas.

Je ne demanderais certainement pas mieux de mettre, aussi moi, tous mes actes en évidence; et depuis douze ans, je travaille pour me placer dans une position assez élevée pour cela. Mais je sais bien aussi que si on pouvait consentir à s'occuper sérieusement des principes que j'enseigne, on cesserait d'exiger de moi la leçon de l'expérience. On verrait que la simple réflexion suffit pour reconnaître toute l'importance pratique de ces principes, ainsi que j'ai pu le faire moi-même dès le premier abord, et aussitôt que je les ai eu aperçus. Chacun pourrait facilement en faire soi-même l'application au lit des malades, et pour cela il ne faudrait pas une étude bien longue. L'enseignement pratique ne serait pas, comme aujourd'hui, séparé de l'enseignement théorique. On verrait ce qu'on n'a pas encore vu, une alliance intime entre ces deux parties de la science.

Ce n'est pas seulement pour l'instruction des autres qu'il m'a paru jusqu'ici inutile de publier des faits pratiques ; mais je suis encore presque persuadé que cette méthode ne peut être d'aucun avantage pour ma propre cause. On est si profondément enfoncé dans les fausses routes, et l'on s'y complaît à un tel point, que je ne ferais pas naître le désir d'en sortir, quand bien même je ressusciterais des morts. Voilà pourquoi, jusqu'à présent, j'ai toujours négligé de répondre à l'appel des journalistes qui, toutes les fois que je les ai priés d'admettre dans leurs pages quelques articles de ma façon, ne manquent jamais de les rejeter, parce qu'ils n'y voient, disent-ils, que du raisonnement, de la théorie, ou ce qu'ils appellent de la philosophie, et de me demander à la place des faits isolés. C'est la mode du jour, c'est le goût de la littérature moderne, que les histoires détachées. C'est en effet la lecture que j'aime le mieux moi-même ; c'est très-favorable à la paresse de l'esprit. Mais ce genre d'écrits n'est bon qu'en poésie et non dans les sciences, dans la médecine surtout, dont toutes les parties sont si intimement liées entre elles. Jamais on n'arrivera à la vérité, tant qu'on continuera de les étudier isolément, comme on le fait.

Quoi qu'il en soit, je puis affirmer qu'aucune des maladies que j'ai traitées à Nancy, autres que celles qui ont été suivies de la mort, n'a eu de conséquences fâcheuses. Il n'y a eu d'exceptés d'une guérison parfaite que parmi les malades atteints d'affections chroniques. Plusieurs de ceux-ci sont partis comme ils étaient arrivés. Mais pour ce qui est des maladies réellement aiguës, aucune n'a

dégénéré en affection chronique. Les vingt-quatre chroniques que j'ai perdues avaient bien effectivement ce
caractère dès l'entrée des malades à l'hôpital; c'est ce
dont on pourrait s'assurer par les observations consignées
sur les cahiers de visite.

Le nombre des malades que j'ai traités ici est de 1440;
sur ce total j'ai perdu 24 affections chroniques et 15 maladies aiguës. Or, je suis bien persuadé que le nombre
de mes morts serait très-peu élevé au-dessus de ce dernier chiffre, si j'avais pu voir tous mes malades au début
de leur affection.

Je ne dirai rien ici de mes vingt-quatre morts à l'état
chronique. Quelle que soit la forme qu'elles revêtent, et le
nom qu'on leur donne, je reconnais l'impossibilité presque absolue de guérir les affections chroniques, quand
elles sont portées à un certain développement, et surtout chez le soldat, qu'il est, dans tous les cas, si difficile
d'astreindre à un traitement convenable. Celui de ces
affections ne peut être que très-long et très-exigeant :
bien peu de malades peuvent s'y soumettre. Ainsi, je ne
crois pas être plus heureux qu'aucun autre praticien sur
ce point; je crois seulement mieux apprécier les ressources que la thérapeutique offre pour ces sortes de cas;
mais je comprends aussi mieux la force des obstacles,
et le résultat général de cette comparaison n'offre à mon
esprit rien de bien satisfaisant. C'est encore là un champ
que j'abandonnerais bien volontiers à l'obscur éclectisme, à la médecine de tâtonnement. C'est lui qui se
prête le mieux à l'empirisme, et les expérimentateurs
peuvent s'y exercer tout à leur aise. Je suis le premier à

applaudir à leurs efforts. J'espère toujours qu'ils trouveront quelques moyens sûrs pour guérir les hydropiques et les phthisiques, qui sortent si souvent des mains de la médecine dominante. Le cœur saigne de ne pouvoir, la plupart du temps, rien faire pour ces pauvres malades. Seulement, je crois qu'il serait heureux que les expérimentateurs consentissent à se renfermer dans les limites de la chronicité, et à ne plus s'opposer à l'introduction du raisonnement, de la théorie dans le domaine des maladies aiguës. Ce serait là la véritable manière de rétrécir celui des affections chroniques, et de rendre leurs travaux plus faciles et beaucoup moins nécessaires. Le point le plus essentiel en médecine, celui auquel se rattachent tant d'autres considérations pratiques, c'est de guérir les maladies à leur origine, c'est de faire en sorte au moins que l'état chronique soit exclusivement réservé pour les affections qui ne peuvent éviter ce caractère, qui le reçoivent à leur invasion même, et le trouvent dans leur manière lente et obscure de se développer. Malheureusement il en est beaucoup dans ce cas, mais c'est pourtant le plus petit nombre. Le domaine de la pathologie se trouverait bien réduit, si l'on en retranchait toute la chronicité qui succède à l'état aigu des variétés maladives.

Ce ne sont pas des maladies d'une gravité ordinaire que les affections aiguës que j'ai perdues; ce ne sont pas des inflammations légères, de simples gastrites, entérites, pleurites, etc.

Ce sont d'abord cinq fièvres putrides, ataxiques, arrivées dans mes salles toutes développées: car il est très-rare qu'elles surgissent parmi mes malades, que je les voie survenir à la suite de maladies plus légères. J'ai vu souvent ce qu'on appelle des gastrites menacer de prendre cette tournure; mais jusqu'à présent j'ai toujours pu arrêter cette tendance.

Ensuite viennent deux pleurites tellement intenses, que les malades n'ont pas survécu plus de soixante heures à leur entrée à l'hôpital; elles n'offraient prise pour aucune médication un peu active.

Comment peut on ne voir dans de semblables états qu'une lésion locale, qu'une altération d'un tissu, ou plutôt d'un seul point de ce tissu? Sans doute, il y a de la toux et de la douleur à la poitrine; mais il y a aussi affection profonde et visible de tous les autres organes de la vie, de ceux de l'intérieur surtout. L'état du pouls, ses battemens précipités, petits, mous, concentrés, souvent à peine sensibles, n'annoncent-ils pas un trouble extrême dans la vitalité du principal organe de la circulation? Il est vrai que les autres organes ne montrent pas d'une manière si manifeste la part égale qu'ils prennent à l'affection. Mais d'abord on ne voit pas non plus qu'aucun d'eux conserve toute son intégrité vitale. Les fonctions de la vie sont bien évidemment toutes plus ou moins troublées, perverties; et ensuite il est bien clair que l'organisation de nos parties ne se prête pas, pour la plupart, à un si grand développement de symptômes qu'elle le fait pour le cœur : ils ne se montrent pas douloureux; mais dans un état pathologique aussi grave que les deux cas de pleurites dont je viens de parler, n'existe-t-il pas un malaise général? Bien souvent, dans le mécanisme pathologique, il n'y a aucune douleur locale, il n'y a qu'une souffrance générale et indéterminée. Je répète ici que rien n'est plus illusoire que ce signe de la douleur : on le voit tous les jours absent au milieu de la désorganisation même de nos parties, tandis qu'il se montre très-ordinairement dans des affections les plus légères, les plus fugaces, les plus insignifiantes. La confiance aveugle qu'on accorde à ce signe a fait naître une montagne d'erreurs. Il serait bien temps qu'on voulût revenir sur son compte.

Tout état pathologique interne, tant soit peu intense, met en jeu, en mouvement insolite, l'atmosphère nerveuse tout entière. Or, il peut très-bien arriver que l'éréthisme soit un peu plus élevé sur un point de cette atmosphère que sur les autres, et qu'il y ait là développement de douleur, et même des autres symptômes d'une inflammation véritable. Il n'y a rien d'étonnant à tout cela, pas plus qu'à l'inconstance du siége de ce point, qui tantôt est au cerveau, tantôt aux poumons, tantôt à l'estomac, aux intestins, au foie, etc., et bien souvent aussi ne se trouve nulle part. Il en est des orages qui surviennent dans l'atmosphère nerveuse, comme de ceux qui s'élèvent dans l'atmosphère aérienne; les uns et les autres embrassent toujours une vaste étendue, se développent souvent plus sur un point que sur les autres, tandis que d'autres fois, au contraire, ils se dissipent sans qu'aucun lieu ait souffert de leur passage. Il y a sans doute beaucoup d'analogie entre les phénomènes nerveux et ceux de l'électricité.

Je ne considère pourtant pas le fluide électrique

comme le principe de vie, à moins que ce fluide ne soit lui-même, ainsi que le calorique, qu'un autre état de la lumière : ce qui pourrait bien être, mais ce que je ne veux pas m'occuper de rechercher.

Voyez, par exemple, ce qui se passe chez les deux malades qui me sont arrivés hier, 29 mai, vers dix heures du matin. L'agitation générale des nerfs est aussi vive dans l'un que dans l'autre : seulement l'intensité ne paraît pas égale. L'un accuse une douleur du côté gauche de la poitrine; l'autre rapporte ses souffrances au cerveau et vers l'épigastre; mais cette différence extérieure n'en apporte aucune au fond du tableau pathologique: le pouls offre absolument les mêmes caractères chez les deux malades. M. Grellois, chirurgien de garde, a vu dans l'un une pleurite, et dans l'autre une gastro-céphalite. C'est le langage ordinaire, que d'ailleurs je ne cherche point à changer : car jusque-là je me suis fait scrupule d'inculquer mes principes aux jeunes gens qui n'ont pas encore quitté les bancs, par la raison qu'ils ne pourraient que nuire à leur réception.

Cependant j'ai eu une courte explication avec M. Grellois, au sujet de nos deux malades. Tout jeune qu'il est, il paraît qu'il a appris, non dans la nature, sans doute, mais dans les livres, car ce n'est que là que toute cette médecine peut se voir, à interpréter le langage de la douleur locale, et celui de ce qu'on appelle les sympathies; mais il m'a avoué qu'il avait à peu près perdu son temps et sa peine à étudier les caractères du pouls, et qu'il ne trouve dans cette étude qu'une obscurité profonde. C'est là sans doute une chose toute naturelle, et je ne pense pas que dans la médecine dominante il y ait personne plus avancé à cet égard que M. Grellois. Si tous les médecins étaient d'aussi bonne foi que lui, il n'y en aurait aucun qui ne convint de ce fait : Le pouls ne peut rien ou presque rien dire pour la médecine de vues locales et sympathiques.

Sous ce point de vue, cette médecine est diamétralement opposée à celle que je suis moi-même ; car c'est dans le pouls que gît toute expression, que se réfléchissent tous les caractères de l'état de maladie, tous ceux du moins qu'il importe le plus de connaître ; tandis que les lésions isolées n'offrent le plus souvent qu'insignifiance et obscurité, et que la plupart du temps elles ne méritent presqueaucune considération.

Toutefois, les connaissances de notre jeune chirurgien sous-aide l'ont porté à un de ces actes de vigueur que se permet de temps à autre la médecine dominante, mais dont elle ne retire que très-peu de fruit, par la raison qu'il est très-rare que cette vigueur se soutienne convenablement, et que la plupart du temps ce n'est qu'un feu de paille qui ne fait qu'effleurer les maladies réellement graves. Quoi qu'il en soit, M. Grellois a saigné sur-le-champ ses deux malades, et leur a appliquéen même temps, à l'un 5o et à l'autre 2o sangsues. Mais quand il eut appris qu'à ma visite du soir j'avais ordonné de rouvrir la veine aux deux malades, il eut bien peur que je n'eusse pas été prévenu de tout ce qu'il avait fait le matin, et il s'empressa de venir lui-même m'en rendre compte. Il est vrai d'ailleurs qu'on me voit rarement agir avec tant d'activité que je l'ai fait ici. C'est que véritablement ces deux malades sont affectés à un degré qui n'est guère ordinaire non plus.

A ma visite du 3o, je trouve le pleurique beaucoup mieux et n'ayant plus, j'espère, besoin de saignée. L'autre est toujours très-souffrant : je prescris une saignée; à ma visite du soir, vingt-cinq sangsues. Je préfère ce dernier moyen à la lancette, parce que je trouve le pouls sans consistance, et que je crois qu'une évacuation lente et prolongée peut mieux le relever qu'une perte brusque, comme celle qui résulte de la saignée ordinaire du bras. C'est en effet ce qui est arrivé ici. Le 3i, le pouls est ferme; ce qui me permet de prescrire cette dernière sorte d'évacuation sanguine. Il y a toujours de l'agitation et beaucoup d'intensité dans l'éréthisme général : cependant il y a un mieux sensible. L cerveau paraît dégagé, il n'y a plus d'assoupissement la connaissance est revenue, la parole est libre, et la douleur épigastrique a à peu près disparu.

Si je suivais les erremens de la médecine dominante, je me serais arrêté à ce degré de mieux, à cette disparition des symptômes extérieurs et locaux, qui ne prouve rien autre chose qu'une simple diminution dans l'intensité de l'affection générale : je n'écouterais pas le caractère du pouls, son trouble et sa raideur permanente, qui indique positivement que cette intensité est encore très-grande. Je me renfermerais imperturbablement dans le cercle des petites considérations et des petits moyens. Je craindrais la faiblesse *directe* ou *indirecte*. Je ne consulterais plus que la langue, ou bien les déjections, les sueurs, les crachats, les urines, les matières fécales, etc. Je n'y verrais rien ou presque rien, surtout dans ces misères excrémentitielles : mais c'est égal, il faudrait bien faire comme tout le monde, ou comme le maître l'a dit.

Que résulterait-il de là pour mon malade? ou bien mes premiers efforts n'auraient alongé son existence que de quelques jours; ou bien il tomberait dans quelque état chronique d'où il ne sortirait jamais; ou bien enfin il aurait une convalescence presque également interminable.

Mais je reviens aux deux pleuriques que j'ai perdus. Le résultat de l'autopsie est venu à l'appui de mon opinion sur la généralité de leur affection. Cette opération a montré en effet des désordres sur bien d'autres points que les poumons. L'estomac, les intestins, le foie surtout n'en étaient pas plus exempts que ces derniers organes. Mais combien cela ne s'est-il pas vu de fois? Portal a bien observé quelque chose de mieux. C'est dans le bas-ventre qu'il a rencontré la désorganisation à la suite de certaines pleurésies, et dans la poitrine chez des individus qui avaient succombé à ce qu'on appelle si improprement une péritonite. Pourquoi de semblables faits sont-ils perdus dans le gouffre où se perdent tous les autres? Rien ne pourra-t-il jamais faire abandonner la funeste habitude de localiser les maladies, qui date de l'origine de l'art?

Quoi qu'il en soit, on peut bien croire que sur mes 1440 malades, j'ai eu à traiter beaucoup d'autres pleurites. Aucune n'a résisté au traitement. C'est dans les premiers temps de mon arrivée ici que j'ai perdu les deux cas dont je viens de parler. Il y a plus d'un an que pareille chose ne m'est arrivée.

En ce moment-ci, j'ai encore trois pleurétiques qui, j'espère, se tireront promptement d'affaire. Ils n'ont pourtant pas été affectés légèrement, car il est rare, au contraire, de voir plus d'intensité à cette variété maladive. J'ai reconnu pour les trois cas la nécessité d'une médecine extrêmement active.

Le premier est entré le 24 mai au soir : il lui fut appliqué vingt sangsues ; le 25, deux saignées dans la journée ; le 26, vingt-cinq sangsues ; le 27, saignée le matin, quinze sangsues le soir ; le 28, une saignée ; le 29, mieux très-prononcé ; le 30, apparence d'une vraie convalescence.

Le deuxième malade est entré un jour plus tôt que l'autre. Je ne l'ai vu aussi, lui, que le 24 ; mais le 23, le chirurgien de garde lui avait appliqué vingt sangsues. Le 24, saignée ; le 25, vingt-cinq sangsues le matin, saignée le soir ; le 26, sinapisme sur le côté douloureux ; le 27, rien autre chose que les boissons et les potions adoucissantes ; le 28, saignée ; le 29, le mieux se soutient. Le pouls a repris un état de calme apparent. Il reste toujours un peu de douleur vers le sein gauche : application d'un vésicatoire volant.

Enfin, le troisième malade est un de ces deux qui sont entrés hier 29 mai, et dont j'ai déjà parlé : il est beaucoup mieux aujourd'hui.

Trois varioles confluentes sont au nombre de mes quinze pertes. J'ai traité une trentaine de ces variétés maladives, dont plus des deux tiers ayant le caractère confluent. Je crois cette proportion des morts très-petite ; car c'est en effet une bien épouvantable maladie que cette affection, dans bien des cas. Quel trouble profond elle porte dans le mécanisme vital ! Ce n'est que dans ces derniers temps que j'ai perdu ces trois varioleux. Dans tout le courant de l'année dernière, je n'en ai vu périr qu'un seul, dont la maladie était à l'état chronique lors de mon arrivée à l'hôpital. Le dernier des trois que j'ai perdus était à peine rétabli d'une des plus violentes gastrites (1) qu'on puisse voir. Il y avait tout au plus huit jours qu'il était sorti de l'hôpital, lorsqu'il y est rentré comme variolé.

C'est, au reste, avec plaisir que j'observerai ici que M. Gonzalès, médecin en chef, qui, depuis qu'il est rentré à l'hôpital (le 25 mars), a dans son service les varioleux, n'en a encore perdu qu'un seul, quoi qu'il en ait eu un bon nombre, et de très-gravement affectés.

Viennent ensuite deux apoplexies qui ont emporté les malades dans l'espace, l'un de soixante et l'autre de quarante-huit heures.

Je suis persuadé que la dernière n'aurait pas eu ce résultat sans un accident arrivé au malade la seconde et

______

(1) Je me sers de ce mot pour me conformer à l'usage, qui veut qu'on emprunte le nom d'une maladie de celui des symptômes qui se montre le plus saillant, qui saute le premier aux yeux. Dans le cas en question, le vomissement a été très-long et très-opiniâtre, et n'a cédé qu'à une dixaine d'évacuations sanguines. Les autres signes de l'appareil pathologique n'ont d'ailleurs pas été moins tenaces que lui,

dernière nuit de son séjour à l'hôpital, sans une chute violente qu'il fit de son lit. La racine du nez avait porté sur le bord de la boîte à moitié pleine de sable qui sert de crachoir. Cette partie du visage portait l'empreinte d'une très-forte et très-large ecchymose. Je trouvai le malade expirant à ma visite du matin. Je l'avais fait saigner trois fois dans les premières vingt-quatre heures. Après la dernière, le pouls était aussi fort et élevé qu'à la première; mais c'était là le symptôme le plus dominant. Le cerveau n'était que peu troublé dans ses fonctions, et tout me faisait espérer que ce violent spasme interne, cette exaltation nerveuse, finirait par céder aux saignées.

Le premier apoplectique était un vieillard octogénaire, faisant de l'hôpital son séjour habituel comme asthmatique. Il en était pourtant sorti depuis quelques jours, lorsqu'il y fut rapporté dans un état d'ivresse apoplectique. Je n'ai pas vu grand'chose de mieux à faire que de le laisser expirer tranquillement.

Il ne faudrait pas croire pourtant que c'est la considération seule de son grand âge qui m'a imposé cette réserve. Je pense, au contraire, qu'on attache généralement trop d'importance à cette circonstance dans les maladies. Dans bien des cas, les vieillards peuvent aussi bien supporter les saignées que les jeunes. Je pourrais rapporter l'histoire encore peu éloignée d'une femme de soixante-dix ans, que j'ai été obligé de saigner six fois pour la guérir de ce qu'on appelle une fluxion de poitrine.

Quelle pitié de ne voir dans la variété maladive, qu'on nomme apoplexie, qu'une affection du cerveau ! C'est bien moins cet organe que le cœur lui-même, qui indique le véritable siége, la profondeur et l'étendue du mal. Il est sans doute bien naturel que le cerveau ne puisse se dispenser de prendre part à de semblables états, de se montrer très-affecté par le double caractère d'intensité et de vivacité de l'exaltation insolite des appareils nerveux. On conçoit même très-bien aussi que cet état de violent éréthisme général produise de la désorganisation, ou des épanchemens dans un organe d'une contexture si délicate et si éminemment nerveuse. Enfin, il n'y aurait rien d'étonnant même à ce que la commotion fût un peu plus forte sur le point le plus culminant de l'atmosphère nerveuse. Mais tout ceci ne doit pas empêcher de voir les autres parties, et la base même du tableau pathologique : d'autant mieux que c'est plutôt ailleurs qu'au cerveau qu'on peut puiser de bons renseignemens pour le traitement. Ainsi le pouls indique d'une manière assez juste l'extension qu'on peut donner aux saignées. Bien souvent il dénote qu'un grand affaiblissement, qu'un épuisement presque complet a succédé à l'excitation primitive de l'appareil cérébral : d'où il faut conclure que la saignée est contre-indiquée, ou au moins qu'il faut l'employer avec bien de la réserve, et non sans lui adjoindre les excitans externes les plus énergiques. J'ai l'habitude de m'abstenir des excitans internes, parce que je crois qu'il faut agir le plus médiatement possible sur l'appareil nerveux ganglionnaire. Je ne suis pas fort surpris des bons effets qu'on obtient quelquefois d'une secousse intérieure ; mais je crois que ce n'est pas là la méthode la plus rationnelle et la plus prudente.

D'ailleurs, il en est de l'apoplexie comme de toutes les autres variétés maladives. Il y a une foule de degrés dans l'intensité du mal, et c'est dans les inférieurs que les excitans, ou ce qu'on appelle les dérivatifs internes, peuvent très-bien réussir. Il ne faut pas croire que l'affection du cerveau, que l'assoupissement, le coma ou même le délire, soient toujours un état très-grave. On voit en effet souvent ces signes accompagner les maladies les plus légères, et c'est encore là un symptôme très-illusoire pour l'appréciation d'un état de maladie. Dans bien des cas, à peine si le pouls est sensiblement altéré. Il y a affaiblissement dans l'action de l'appareil nerveux cérébral, mais affaiblissement souvent très-peu considérable; et si, dans ce cas, il produit un effet très-prononcé sur le cerveau, c'est parce qu'il survient d'une manière vive et brusque. L'appareil cérébral est très-sensible à une soustraction, quelque légère qu'elle soit, de son principe d'action, quand elle a lieu subitement. Dans les derniers temps que j'ai passés à Tours, je fus appelé auprès d'une malade ayant une cinquantaine d'années, et que je trouvai dans un état d'assoupissement comateux. On me dit qu'il y avait bien une heure que cela durait, et toute la famille la regardait comme morte. Cette affection avait au moins toutes les formes d'une véritable apoplexie. Aussitôt que j'eus touché le pouls, je prononçai que non-seulement il n'y avait aucun danger, mais même qu'il était inutile de rien faire, que le repos seul était de rigueur. Je savais bien que quelques instans de calme feraient reprendre à l'appareil cérébral toute son énergie. C'est ce qui ne manqua pas d'arriver. Eh bien! c'était là un de ces états comme on en voit tant, qui, par leur peu d'intensité, sont accessibles à toutes sortes de médications, qui peuvent faire chanter victoîre à tous les empiriques du monde. Est-ce que dans la médecine dominante on n'a jamais su distinguer les maladies qui n'ont qu'une gravité apparente d'avec celles qui en ont une réelle? On ne s'arrête qu'à la forme. Aussi trouve-t-on à chaque instant l'occasion de s'étonner de ce qu'on appelle les variations de l'expérience. Il y a quelque chose de bien plus étonnant dans tout cela, et la réflexion en vient à tout moment aussi : c'est qu'on puisse se complaire si fort dans un si misérable état de choses, et qu'il n'y ait que défiance, abandon, disgrâce à gagner à lutter contre.

Il est bien entendu que si l'on conçoit les désordres matériels dont le cerveau est quelquefois le siége dans l'apoplexie, il est encore bien plus facile de comprendre l'absence de ce genre de phénomènes. Car, je le répète, ce n'est pas au cerveau que se joue le principal rôle de l'affection, que repose la base du mécanisme pathologi que : ce n'est que secondairement et comme faisant partie essentielle de l'atmosphère nerveuse, qu'il est compris dans ce mécanisme. Il y prend sans doute une part très-grande; mais il n'est pas absolument indispensable que son organisation même en soit altérée. La plupart du temps il reçoit une vive commotion à l'invasion du mal. Mais lorsque l'éréthisme général a lui-même peu d'intensité, lorsqu'il n'a pour caractère que de la vivacité, la commotion cérébrale elle-même est faible : alors il ne survient rien de nouveau dans l'organisation même du cerveau. Ou bien cet éréthisme nerveux général réunit ses deux caractères de violence et de vivacité en même temps, à tel point que la mort s'ensuive. Eh bien ! dans ce cas, la commotion du cerveau est forte sans doute; mais il peut arriver que ce mouvement ne soit que très-passager, qu'il ne dure que quelques minutes ou même quelques secondes, pour faire place à ce qu'on appelle le colapsus, qui est une espèce d'anéantissement, non pas seulement de l'action du cerveau, mais bien de celle de l'appareil nerveux cérébral tout entier. Or, ce n'est pas dans cet état que peuvent avoir lieu les épanchemens, ce n'est que dans le premier; et l'on conçoit qu'il est nécessaire que celui-ci dure un certain temps pour occasionner ces accidens. Enfin, il est à croire que la contexture du cerveau résiste davantage chez certains individus que chez d'autres.

Qu'on sache donc bien que chaque organe même peut avoir sa vitalité profondément altérée, sans pour cela devenir le siége d'aucune lésion matérielle; et ceci est encore bien plus vrai par rapport à la vitalité générale, qui peut être entièrement bouleversée sans qu'il en résulte sur aucun point le moindre désordre matériel. On devrait bien se mettre dans l'idée que l'état maladif est en effet bien autre chose qu'une simple lésion locale des tissus. Combien il est affligeant de voir la persistance qu'on apporte à suivre cette erreur !

Les trois autres cas de maladies aiguës qui ont succombé dans mon service, ont été la suite d'une inflammation gangréneuse du bas-ventre, d'un choléra et d'une cystite gangréneuse.

La première affection s'est développée chez un jeune officier, souffrant depuis long-temps, et qui était en convalescence, à six lieues de Nancy. Il n'a pu atteindre l'hôpital que le quatrième jour de l'invasion des derniers accidens, c'est-à-dire, probablement après le développement de la gangrène; du moins tous les symptômes de la maladie annonçaient cet accident dès le moment de l'arrivée du malade.

L'autopsie fit voir un épanchement considérable de sérosité purulente dans la poitrine et le bas-ventre, et de nombreuses escharres gangréneuses aux intestins.

J'ai parlé ailleurs du cas de choléra qui fait ici nombre, et qui a été suivi de la mort quarante heures après l'entrée du malade à l'hôpital. Je réserve pour mon mémoire sur le choléra tout ce que j'ai à dire de particulier sur cette variété maladive.

Je ne dois pas compter comme maladie aiguë l'autre choléra que j'ai perdu, car ce n'a été réellement qu'un changement de forme, qu'un mode de terminaison de ce qu'on appelle une gastro-entérite chronique.

L'individu chez qui l'autopsie a fait voir une cystite gangréneuse, a déclaré, en entrant, qu'il était malade depuis quatre jours. Il est à présumer que ce temps avait sufli pour l'invasion de la gangrène. Ce qu'il y a de certain, c'est que les accidens inflammatoires généraux n'offraient plus de développement sensible, ainsi que cela est assez ordinaire, comme on sait, à la suite de cette espèce de lésion locale. Le malade n'accusait aucune douleur, et n'ouvrait la bouche que pour demander à manger. Le pouls était habituellement calme et assez élevé, et il n'y avait que des accès de fièvre intermittente tierce. Cependant on remarquait aussi des momens assez fréquens d'un léger délire. Le malade urinait continuellement dans son lit ; mais j'ai vu plusieurs fois l'urine sortir par jet, ce qui n'annonçait aucun obstacle dans les voies urinaires. Le bas-ventre était dans son état de mollesse ordinaire. et ce n'a été que le dixième jour, quarante-huit heures avant la mort, que j'ai rencontré dans l'hypogastre une petite tumeur arrondie, évidemment formée pour la vessie.

D'après cet exposé, on voit qu'il régnait une obscurité profonde dans les symptômes de cette affection ; ce qui n'aurait pas eu lieu sans doute au début même de la maladie. Je ne pouvais pas soupçonner l'existence de la gangrène, parce qu'il n'y a presque jamais, quoi qu'on en dise, dans l'ensemble du mécanisme pathologique, aucun signe particulier pour les lésions matérielles, de quelque nature qu'elles soient. Il est vrai que la plupart du temps on reconnaît bien le moment de l'invasion de la mort locale dans l'épaisseur de nos parties. Cette opération absorbe une forte somme de principe vital, d'où résulte un affaiblissement souvent très-grand de l'action nerveuse générale, succédant à son état d'exaltation insolite, et un changement très-marqué dans le tableau de la maladie ; mais une fois ce passage opéré, la gangrène n'a plus d'autre effet que d'entretenir, comme cause secondaire, un trouble sourd, profond et général de la vitalité, dans lequel il n'y a rien de bien particulier, de bien caractéristique ; car l'état de faiblesse générale même n'est certainement pas toujours bien prononcé :

j'y ai vu moi-même de bien remarquables exceptions. Je crois avoir cité quelque part un individu porteur d'une hernie gangréneuse , qui se levait de son lit et allait se chauffer au poêle.

J'ai dit plus haut que mon malade , mort d'inflammation gangréneuse du bas-ventre , présentait tous les signes de cette affection dès son entrée à l'hôpital ; mais il n'en a pas moins fallu le résultat de l'autopsie pour rendre manifeste la présence de cette désorganisation ; car , en effet, cette absence des symptômes dits franchement inflammatoires , cet état d'angoisse et de malaise général , ce pouls petit et mou , tout cela n'avait rien de bien déterminé, et ne pouvait se rapporter à aucune sorte de lésion locale. Cela ne représentait que le fonds ordinaire du mécanisme pathologique , que ce que c'était en effet , après comme avant la gangrène , une affection générale de la vitalité. Comme nous étions alors dans l'attente du choléra asiatique , et que je n'avais pas encore observé cette variété maladive , j'étais tenté de croire que c'était elle. C'est qu'avant d'avoir vu cet état pathologique , je me doutais bien que c'était aussi une affection générale , à base interne ; et , en effet , rien n'est plus facile à reconnaître en la voyant. Il est rare que les bases de l'état de maladie soient mieux dessinées et plus saillantes que dans ce cas. C'est là surtout qu'il faut admirer l'esprit de la médecine dominante, cette manie , je puis bien dire cette fureur de limitations. Aucun organe, aucun tissu, les plus petits globules même, rien n'a été oublié dans les suppositions auxquelles ou s'est livré à qui mieux mieux pour trouver un siége à cette affection. Il faut réellement désespérer de la cause de la vérité, puisqu'on n'a pu la voir dans une occasion si favorable, puisqu'elle n'a été qu'à grand'peine effleurée par un très-petit nombre d'esprits, dans des circonstances où tous les coins du voile ont été soulevés.

Pour soupçonner la complication de gangrène dans l'inflammation du bas-ventre, dont je parlais tout à l'heure, il aurait fallu avoir suivi toutes les phases de la maladie, avoir vu la première période inflammatoire, et avoir assisté à l'invasion même de la mortification. Mais ce qu'il y avait d'assez visible dans cet état, c'était une gravité telle, qu'on voyait bien qu'il n'y avait rien à espérer : aussi me suis-je borné à une médecine palliative, à un petit nombre de saignées et quelques applications de sangsues, à des boissons adoucissantes, des potions calmantes, etc. Le malade a vécu ainsi sept jours. J'ai vu plusieurs fois des désordres de cette nature n'être pas suivis si promptement de la mort.

Quoi qu'il en soit, la dernière complication gangréneuse que j'ai citée, et qui avait pour siége la vessie et le canal de l'urètre, influençait l'état général du malade d'une manière si peu sensible, que la maladie n'avait pas d'autre forme que celle d'une fièvre tierce ; il est vrai, comme je l'ai dit, qu'il s'y joignait des instans de délire et un écoulement involontaire de l'urine. J'ai cru devoir faire usage du sulfate de quinine, auquel j'ai joint deux saignées et une application de vingt sangsues. C'est là la base de mon traitement pour toutes les fièvres intermittentes qui offrent de la résistance. Je n'en trouve presque jamais qui soient rebelles à ce mode de traitement.

Dernièrement est sorti de mes salles, parfaitement guéri, le nommé Mazel, soldat du 7° cuirassiers, atteint d'une fièvre quarte, qui durait, m'a-t-il dit, depuis deux ans. La fièvre a duré, même dans mes salles, près de quatre mois. Vigoureusement poursuivi, cet état de maladie a fini, comme il arrive assez souvent, par changer de forme : il s'est d'abord montré sous l'aspect d'une éruption cutanée, et ensuite d'une pneumonie. Cette dernière m'a fait craindre l'invasion d'une véritable phthisie ; ce qui n'aurait pas manqué d'arriver, si elle eût été soumise à un traitement moins actif que celui que je lui ai fait subir. On pourrait croire que ces accidens ont été occasionnés par un usage immodéré de sulfate de quinine ; je certifie que la dose quotidienne n'a presque jamais dépassé celle de six grains ; deux ou trois fois seulement je l'ai portée jusqu'à huit. Ce qu'il faut croire plutôt, c'est que l'état de maladie, dans sa période chronique surtout, recèle souvent, sous une forme légère, beaucoup d'intensité et de profondeur, de même qu'il arrive aussi très-fréquemment, dans l'état aigu surtout, que sous une apparence grave, il n'a qu'une intensité très-faible.

Quoi qu'il en soit, toutes les périodes de cette maladie ont été poursuivies par de fréquentes saignées. Il faut dire que j'avais affaire à un homme fortement constitué d'ailleurs ; jamais son pouls n'a baissé d'un degré. Je n'ai pas sous les yeux le relevé exact du nombre des saignées ; mais je crois qu'il n'est pas au-dessous d'une vingtaine. Je dois dire aussi que j'ai plusieurs fois attaqué sa fièvre par les purgations, moyen que j'emploie aussi, et qui me suffit très-fréquemment dans ce cas. Je crois

que dans ces variétés maladives, cette espèce de médication est au moins d'une innocuité parfaite.

Dans le même temps j'avais une autre fièvre quarte
qui s'est également montrée très-rebelle ; il m'a fallu cinq
saignées pour la réduire. J'avoue que je n'avais pas encore
rencontré tant de résistance dans cette variété pathologique ; ordinairement c'est l'affaire d'une, deux ou trois
saignées, tout au plus. Parmi les cent quatre fiévreux
dont j'ai pris la direction à mon arrivée à l'hôpital , il y
en avait au moins 60 ayant la fièvre quarte : ils étaient
fournis par le 37ᵉ de ligne qui en avait pris le germe à
Auxonne, pays marécageux, dit-on. Deux mois après mon
entrée en service, toutes ces fièvres avaient disparu. Je
crois pouvoir attribuer à cette circonstance la grande
diminution qui eut lieu alors parmi les fiévreux de l'hôpital, dont le nombre, depuis un an ou deux, c'est-à-dire
depuis le séjour à Nancy du 37ᵉ, était habituellement bien
au-dessus de cent, souvent cent cinquante, deux cents et
même plus. J'en ai eu jusqu'à cent quarante dans les
premiers temps ; mais environ deux mois plus tard, le
nombre n'était plus que de vingt à trente, et ce n'est que
depuis peu qu'il s'est relevé jusqu'à 60. On n'y voit, du
reste, que très-peu de fièvres intermittentes. Je dois dire
que le 37ᵉ est parti ; mais il n'y a encore que très-peu
de temps que son dépôt était ici, et je suis bien persuadé, en quelque endroit qu'il se trouve, qu'il est aujour-
d'hui débarrassé de ses fièvres.

Je pourrais bien continuer l'histoire de mes succès
pratiques. Je pourrais bien, par exemple, invoquer le

témoignage de tous les habitans d'un faubourg de la ville de Tours, où j'ai fait d'une manière assez étendue de la clientelle pendant six mois seulement de l'année 1831, et où, pendant ce temps, je n'ai perdu qu'une femme de 75 ans et quelques marmots en nourrice. Mais à quoi cela me servirait-il? Je ferais tous les jours des miracles, qu'on ne voudrait pas les attribuer aux nouveaux principes que je professe, qu'on n'abandonnerait pas le système d'opposition qu'on a adopté contre moi. Je ne serai tout au plus qu'un praticien heureux, ainsi qu'on a toujours appelé les médecins qui se sont distingués sous ce rapport. Je conçois, en effet, qu'on doit avoir bien de la peine à croire à des règles sûres et positives en médecine, et même à admettre la possibilité de les découvrir. A cet égard, les médecins eux-mêmes peuvent être aussi incrédules que les gens du monde. Le moyen de croire que la lumière puisse pénétrer dans une obscurité si profonde!

Toutefois, je ne saurais trop dire si ce scepticisme que j'ai à combattre est bien réel, ou s'il n'est que feint. On dit bien qu'il règne encore aujourd'hui à l'Académie; mais j'ai pourtant des preuves qu'il n'y est pas partagé par tous ses membres, par ceux surtout qui se sont occupés de mes idées d'une manière un peu particulière. Ainsi, je pourrais citer tel rapporteur de commission académique, qui m'a prédit beaucoup de succès dans la pratique, si je voulais consentir à me renfermer dans cette carrière, si je voulais garder pour moi, ou du moins pour une autre époque, des idées qui lui paraissaient trop en opposition avec celles de l'honorable compagnie dont il fait partie, et auquel, du reste, il veut bien trouver du *vrai*, de *l'originalité* et une *certaine profondeur*. C'est sans doute par un louable esprit de corps et par antipathie naturelle pour le changement, qu'il me donne ce conseil, qui est bien en effet dans mes intérêts, et que j'aurais suivi bien plus complétement et plus long-temps que je n'ai fait, si je devais vivre aussi longuement que Mathusalem.

Un autre rapporteur, d'une autre Académie, a bien été aussi, lui, d'avis que l'époque n'était pas favorable à mes vues ; mais il ne m'a pas engagé pour cela à garder le silence ; il s'est, au contraire, servi des expressions les plus énergiques pour me démontrer la nécessité de me livrer à l'enseignement, pour me persuader que je ne devais être arrêté en cela par aucune considération. Il est peut-être fâcheux que je n'aie pas pu suivre ce conseil : ça été la faute d'un concours de circonstances toutes plus difficiles les unes que les autres.

Au milieu de ce conflit, la voie qui me sembla, dans le temps, la plus praticable pour moi, et en même temps la plus sûre, ce fut de chercher à tout prix à me mettre en possession d'une pratique d'hôpital. Je devrais bien croire encore aujourd'hui que les résultats pratiques sont les meilleurs argumens que je puisse mettre en avant, que c'est la véritable manière de satisfaire aux exigences de l'époque ; mais je suis forcé de me défier de la bonne foi de mes adversaires, et j'ai lieu de craindre que le témoignage même des faits ne sera pas admis pour moi.

Ainsi, on aurait tort de penser que cette diminution de ma confiance dans ce genre d'épreuve soit due à une impuissance de mes efforts, depuis que j'ai été mis à l'œuvre.

Sans doute, je ne comptais peut-être pas trouver tant d'obstacles étrangers qu'on en rencontre dans les hôpitaux. Je ne pensais pas, par exemple, qu'il fût si difficile d'y soumettre les malades à un régime convenable. Mais ce n'est là qu'une circonstance en dehors de tous les principes et de toutes les règles de traitement, et elle ne devrait servir qu'à rendre plus péremptoires les succès qu'on obtient dans ces établissemens; car il n'est pas douteux que sans elle on les obtiendrait beaucoup plus aisément. Je suis persuadé que les miens seraient non-seulement plus faciles, mais encore plus nombreux, s'il m'était toujours possible d'imposer aux malades toutes mes volontés, et de mettre en pratique toutes les inspirations que me suggère ma nouvelle doctrine.

Cependant, malgré ces difficultés, le résultat de ma pratique d'hôpital n'est pas encore resté au-dessous de ce que je m'en promettais. Je m'estimerais bien heureux de ce que j'ai obtenu, si j'avais eu autour de moi des témoins si nombreux et si complaisans que beaucoup d'autres en ont. Ce n'était pas une expérience pour moi que je comptais faire dans les hôpitaux. J'avais bien trouvé auparavant assez d'occasions de m'assurer de la solidité de mes vues et de leurs avantages pratiques. Du moins j'étais bien sûr d'avance, pour ce qui concerne la plupart des maladies aiguës. Je ne dis pas que je n'aurais pas des essais à faire sur les fièvres typhoïdes et les maladies chroniques. Je voudrais pouvoir apprécier jusqu'où peut aller pour elles la puissance de l'art, appuyée sur les vrais principes; mais je crains bien de ne réussir qu'à mieux comprendre les bornes de cette puissance.

Aujourd'hui on croit pouvoir arriver à une heureuse solution, pour ces sortes d'affections, par la voie de l'anatomie pathologique. Mais sera-t-on plus avancé pour leur traitement, quand on aura bien vu, vu pendant mille ans, tantôt qu'elles se compliquent de lésions organiques, et tantôt qu'elles en sont exemptes? La présence de ces lésions locales est presque aussi insignifiante que leur absence. Ni l'une ni l'autre circonstance ne saurait autoriser l'adoption d'une méthode exclusive. Ce n'est pas là qu'il faut chercher les meilleurs documens à consulter. Non, sans doute, il n'est aucun besoin de l'anatomie pathologique, pour reconnaître le véritable caractère de l'état de maladie, pour savoir qu'il ne saurait exister sans une exaltation insolite de l'action nerveuse. Il ne faut pour cela qu'observer les phénomènes ordinaires de la vie. Mais il ne doit pas résulter, comme on le pense, de cette connaissance, la nécessité de la méthode antiphlogistique pour tous les cas. Il y a telles modifications dans le mécanisme vital qui s'y opposent. Ainsi, il arrive rarement, dans les fièvres typhoïdes, que l'exaltation constante de l'appareil ganglionnaire soit partagée par l'appareil cérébral, et la faiblesse de ce dernier est souvent plus à craindre et plus difficile à combattre que l'exaltation de son congénère.

Il est aisé de voir que l'affaiblissement cérébral est, dans certains cas, beaucoup trop profond, pour qu'il soit possible de forcer cet appareil à réagir, à se relever. Cet affaiblissement est plus grand dans certaines maladies que dans beaucoup de morts subites. Ici c'est plutôt en effet une suspension d'action qu'un véritable épuisement de la vitalité. Aussi cet état de mort n'est-il souvent qu'apparent et susceptible de se dissiper.

Tout cela est aisé à comprendre, et il est au moins satisfaisant pour l'esprit de pouvoir bien concevoir les véritables causes de l'impuissance de l'art.

Sans doute il y a bien loin de cette manière de voir sur ce point, ainsi que sur presque toutes les autres parties de la science, à l'état de choses qui domine, au vague, à l'incertitude, à la prétendue voie de l'expérience et de l'observation, où l'on se plaît tant, et qu'on a bien juré de ne pas abandonner. Mais cela n'empêche pas que presque toutes les questions, dans cette doctrine, et surtout ses bases, soient simples, vraies, claires et positives au suprême degré. On dira que je m'abuse; mais il est pourtant très-vrai que je crois voir maintenant aussi clair dans la vie qu'un mécanicien en mécanique. Il y a bien sans doute des points qui m'embarrassent; mais le mécanicien n'a-t-il pas aussi, lui, ses difficultés ? En tout, l'esprit humain a ses bornes. Je n'aurai fait aussi, moi, que les reculer en physiologie et en médecine. Je ne prétends pas les avoir effacées toutes; mais je puis dire au moins que je suis parvenu à m'expliquer bien des choses qu'on disait et qu'on prétend encore inexplicables. J'ai pu saisir l'essentiel, les bases même de la vie, et ce qu'il y a de plus ordinaire et de plus constant dans le jeu des principaux ressorts sur le mécanisme desquels elle repose : cela comprend un bien grand nombre de notions importantes et fondamentales pour la théorie et la pratique même de l'art.

On trouve que ces idées sont prématurées, qu'il est

encore trop tôt de s'en occuper : libre à chacun ; mais ce n'est pas moins là un bien singulier langage, et une disposition d'esprit immensément préjudiciable pour la science et l'humanité.

Après tout, cette doctrine ne peut perdre pour attendre, car je défie qu'on se livre à aucun effort, qu'on fasse aucune découverte, dans quelque genre que ce soit, qui ne tourne à son profit, qui ne se rattache implicitement à son esprit et à ses bases. Ce n'était pas une illusion, ni une intention de tromper personne, quand, dès le principe, j'affirmais qu'elle embrassait tous les faits, et qu'elle se prêtait à tous les résultats de l'expérience et de l'observation.

Voici, par exemple, un autre médecin, M. Piorry, qui reconnaît seulement d'aujourd'hui que les rhumatismes aigus cèdent aux abondantes saignées. Il y a quinze ans que je traite de cette manière ces variétés pathologiques. C'est que j'ai pu voir facilement que ce ne sont pas, comme on l'a toujours dit, de simples maladies externes, articulaires ou musculaires ; qu'elles sont générales et à base interne, ainsi que le dénotent positivement l'état du pouls et celui des autres organes de l'intérieur ; et enfin, que les saignées sont très-impérieusement indiquées par ce même signe du pouls. Il est même peu de maladies qui exigent une extension plus grande à cette méthode de traitement. L'éréthisme nerveux général montre souvent beaucoup de persistance.

Il y a bien d'autres affections qu'on considère comme des maladies externes, et qui n'ont rien moins que ce caractère, malgré les altérations extérieures, soit vitales, soit matérielles, qui les accompagnent ou les compliquent. Telles sont la plupart des maladies dites de la peau.

Je ne saurais trop m'affliger de ce qu'on refuse de me mettre en position de pouvoir démontrer les immenses avantages pratiques et théoriques de ma doctrine. J'espère qu'un jour on comprendra combien j'ai dû déjà souffrir de l'impuissance forcée à laquelle j'ai été réduit jusqu'ici ; et l'on trouvera que ce n'est pas sans raison que je me plains, et que je fais entendre des paroles amères. Je voudrais toutefois qu'il fût possible de racheter le temps perdu par un oubli complet de tout ce que j'ai souffert jusqu'ici pour la noble cause que je soutiens. Mais aujourd'hui encore je ne puis que la défendre misérablement, et la mettre en présence d'adversaires qui ont la toute-puissance en main, et qui peuvent m'écraser de la seule hauteur de leur position.

Ils n'auront même besoin que de continuer la tactique qu'ils ont suivie jusqu'à présent, de daigner s'occuper de moi. Que suis-je en effet pour inquiéter leurs croyances ? On a toujours tort, quand on a raison tout seul.

Après tout, le silence est ce que je puis désirer de mieux de leur part ; car ils trouveraient toutes les voies ouvertes pour l'attaque, et moi aucune pour la défense. Je ne puis espérer sans doute de trouver MM. les journalistes mieux disposés pour moi qu'ils ne l'ont été jusqu'ici. Je n'aurai rien de mieux à faire, après avoir lancé cette autre bombe morte, que de rentrer dans mon obscurité. J'ai d'ailleurs le plus pressant besoin de chercher à me créer un genre d'occupations plus favorable pour

ma santé que le travail de cabinet, que la polémique médicale.

D'ailleurs, je ne puis désormais songer à d'autre enseignement qu'à l'enseignement pratique, qu'à celui qui
se fait au lit même des malades. Puisqu'on ne parle aujourd'hui que de faits, que d'expérience, sans trop connaître la valeur de ce langage, c'est aussi uniquement
par les faits que je désire dorénavant m'expliquer. Si je
ne puis prétendre à une position convenable pour cela,
je dois renoncer à tout. Je ne serai même pas fâché
d'être, comme par le passé, hors de portée d'entendre
ce qu'on pourra dire de moi, soit en bien, soit en mal.

Nota. Aujourd'hui, 8 juin, tous les malades arrivés
depuis peu dans mes salles, avec des affections aiguës,
et dont il a été fait mention dans ce Mémoire, sont en
pleine convalescence. Elle n'a été retardée chez deux
que de très-peu de jours, par un écart de régime. Il
paraît que le cerveau de celui qui a été atteint de ce
qu'on nomme une gastro-céphalite avait reçu une forte
commotion; car le délire a duré plusieurs jours avec
une certaine intensité : il se manifestait surtout pendant
la nuit. Mais tout a disparu depuis trois jours.

Quant à Sejotte, tout ce qu'il y avait d'aigu dans son
état a aussi disparu. Il ne reste que l'affection dite de poitrine, dont l'origine remonte à l'expédition d'Anvers,
où ce malade se trouvait avec son régiment, qui y a
gagné un assez grand nombre d'autres affections chroniques de ce genre. Je crains bien de ne pas venir
à bout de la combattre. Il paraît qu'il y a bien réelle-

ment lésion matérielle aux poumons, car les crachats sont toujours mêlés de sang. Je vais tâcher de lui faire avoir un congé de réforme, d'autant mieux qu'il y a beaucoup de nostalgie dans son état.

A MM. LES DÉPUTÉS DES DÉPARTEMENS

AU CORPS-LÉGISLATIF.

MESSIEURS,

Il est à croire que le Gouvernement appellera votre attention sur l'enseignement supérieur, ainsi qu'il l'a déjà fait à l'égard de l'enseignement primaire. Voilà pourquoi j'oserai me permettre de vous adresser quelques réflexions à ce sujet. Elles porteront sur la branche d'enseignement qui me concerne particulierement, sur l'enseignement médical.

La médecine n'a eu jusqu'ici que des principes si incertains et si superficiels, qu'on doit s'étonner qu'on ait pu avoir l'idée de soumettre son étude et son enseignement à des règles fixes, qu'on leur ait donné des limites et des lois. Il est pourtant vrai que cela s'explique jusqu'à un certain point par l'étroitesse même des idées qui dominent aujourd'hui dans le domaine de cette science. Les corps savans se sont fait illusion jusqu'au point de prendre cette étroitesse et ces minces aperçus pour des notions vraies et positives. Bornant l'étude de la vie à l'action des sens et aux phénomènes extérieurs, et cherchant à étouffer les efforts de l'intelligence et du raisonnement, ils prétendent que tout doit s'expliquer matériellement, comme si la vitalité n'était que mécanique ou chimie. C'est là ce qu'ils appellent suivre la voie de l'expérience et de l'observation.

Mais c'est tout bonnement un aveu que leurs efforts sont impuissans pour découvrir les secrets de la vie. Ces deux mots ne sont qu'un voile pour dissimuler l'ignorance complète où l'on a été jusqu'ici à l'égard du mécanisme vital. Hippocrate a dit qu'en médecine l'expérience est trompeuse. A mes yeux, la marche qu'elle fait suivre aux médecins depuis environ un demi-siècle est essentiellement rétrograde; elle ne conduit qu'à l'erreur et à l'illusion; elle ne fait que rapetisser de plus en plus les points de vue, et cela d'une manière très-contraire à la vérité. L'expérience, dans les sciences physiologiques surtout, ne doit pas marcher sans le raisonnement; autrement c'est un guide aveugle.

Quoi qu'il en soit, c'est parce qu'on a réduit l'étude de la médecine à une méthode toute mécanique, qu'on s'est avisé de donner à son enseignement des règles et des limites. Les étroites inspirations des corps savans ont dû nécessairement influer à cet égard sur les déterminations du pouvoir, d'où émanent nos institutions ; et tout est tellement disposé aujourd'hui, qu'il n'y a pas moyen qu'aucune idée nouvelle se fasse jour. Les formes de la vérité sont assignées d'avance; et je lui défierais de pouvoir se faire entendre, s'il lui prenait fantaisie de se montrer sous une allure différente de celle qu'on lui suppose. Tant pis pour elle, si elle avait des bases trop larges pour pouvoir se prêter aux étroites combinaisons qui font aujourd'hui tout le fonds de la science. D'un côté, elle trouverait le pouvoir qui lui défendrait d'occuper une chair publique et qui l'adresserait aux corps savans ; et de l'autre, ceux-ci lui répon» draient qu'ils ne peuvent l'accueillir, par la raison qu'elle contrarie leurs propres idées : tel est le dédale où elle se trouverait renfermée.

Depuis une douzaine d'années, j'ai aperçu pour mon compte un ordre d'idées et de choses bien différent de celui qui existe généralement, et qui me paraît bien plus vrai et plus avantageux pour la pratique de l'art. Mais par cela même que j'ai suivi des voies nouvelles, je n'ai pu obtenir aucune facilité, soit de la part du pouvoir, soit de la part des corps savans. En 1828, celui-là m'a opposé les réglemens existans contre la liberté de l'enseignement, et ces derniers me répondent que mes idées sont trop en opposition avec les leurs, pour qu'ils puissent les approuver.

Cependant, si c'était la vérité que j'eusse trouvée, ainsi que j'ai des milliers de raisons de le croire, je n'aurais donc rien autre chose à faire que de la tenir indéfiniment sous le boisseau : c'est ce qui ne semble pas de voir être sous un gouvernement libéral, comme celui sous lequel nous avons le bonheur de vivre. Et j'ose espérer, MM. les Députés, que vous aiderez de tous vos efforts ce Gouvernement à introduire la liberté de l'enseignement, surtout en ce qui concerne la physiologie et la médecine.

J'ai l'honneur de vous adresser mon dernier travail (*Le principe de vie et le Mécanisme des maladies dévoilés par le choléra-morbus*) qui renferme un aperçu des nouveaux principes que j'ai découverts, et qui pourra vous prouver la vérité de mes assertions. Daignez en agréer l'hommage.

J'ai l'honneur d'être,

MESSIEURS LES DÉPUTÉS,

Avec un profond respect,

Votre très-humble et très-obéissant serviteur,

Nancy, le 20 janvier 1833.

Nota. Par nouveaux arrangemens, M. Just-Rouvier, libraire, rue de l'École-de-Médecine, n. 8, est seul chargé de la vente de la 2ᵉ édition de l'ouvrage.

La 1ʳᵉ édition, ainsi que la brochure, se vend, au compte de l'auteur, chez M. Roulhac, marchand de papier, rue Hautefeuille, n. 22.

Prix de la brochure, 1 fr. 25 c.

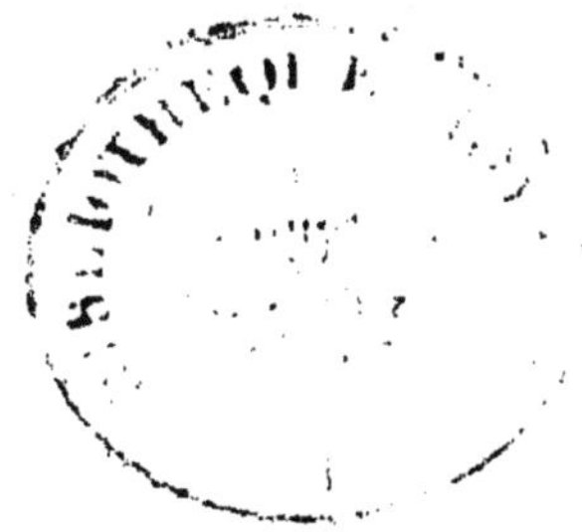

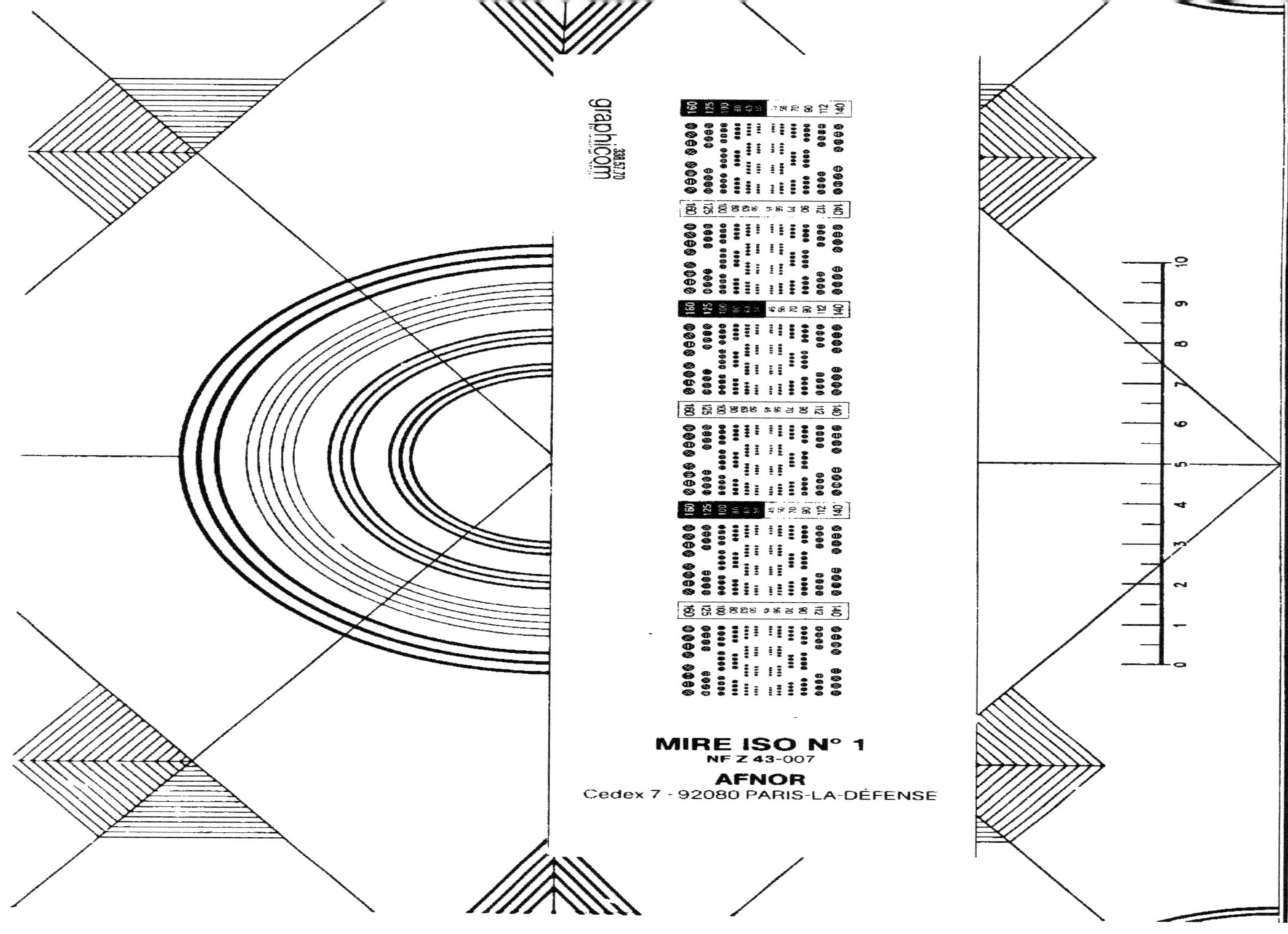
graphicom
. 338.57.70
MIRE ISO N° 1
NF Z 43-007
AFNOR
Cedex 7 - 92080 PARIS-LA-DÉFENSE
0 1 2 3 4 5 6 7 8 9 10
SERVICE PHOTOGRAPHIQUE